次国家级卫生总费用核算与应用

北京市卫生总费用研究

名誉主编　方来英

执行主编　房耘耘　程　薇

人民卫生出版社

图书在版编目（CIP）数据

次国家级卫生总费用核算与应用：北京市卫生总费用研究/房耘耘,程薇主编.—北京：人民卫生出版社,2014

ISBN 978-7-117-19853-0

Ⅰ.①次… Ⅱ.①房…②程… Ⅲ.①医疗费用-研究-北京市 Ⅳ.①R197.1

中国版本图书馆 CIP 数据核字（2014）第 252324 号

人卫社官网	www.pmph.com	出版物查询，在线购书
人卫医学网	www.ipmph.com	医学考试辅导，医学数据库服务，医学教育资源，大众健康资讯

次国家级卫生总费用核算与应用

北京市卫生总费用研究

执行主编：房耘耘　程　薇

出版发行：人民卫生出版社（中继线 010-59780011）

地　　址：北京市朝阳区潘家园南里 19 号

邮　　编：100021

E - mail：pmph @ pmph.com

购书热线：010-59787592　010-59787584　010-65264830

印　　刷：北京人卫印刷厂

经　　销：新华书店

开　　本：787×1092　1/16　印张：10

字　　数：243 千字

版　　次：2014 年 12 月第 1 版　2014 年 12 月第 1 版第 1 次印刷

标准书号：ISBN 978-7-117-19853-0/R·19854

定　　价：58.00 元

打击盗版举报电话：010-59787491　E - mail：WQ @ pmph.com

（凡属印装质量问题请与本社市场营销中心联系退换）

编写人员名单

名誉主编

方来英（北京市卫生和计划生育委员会主任）

名誉副主编

何锦国（国家卫生和计划生育委员会专员）　　　孙硕鹏（北京市红十字会副会长）

钟东波（北京市卫生和计划生育委员会副主任）　王　彤（北京市残疾人联合会副主任）

刘建民（北京市医院管理局副局长）　　　　　　张　咏（武警总部卫生部副部长）

师淑英（北京市财政局副巡视员）　　　　　　　陈守龙（中国人民解放军总后勤部卫生部）

魏小真（北京市统计局总队长）　　　　　　　　王福义（北京市食品药品监督管理局食品安全总监）

孙　彦（北京市人力资源和社会保障局巡视员）　赵春惠（原北京市卫生局副局长）

陈百灵（北京市民政局副局长）　　　　　　　　赵　静（北京市中医管理局原局长）

编委会委员

申　轶（北京市医院管理局）　　　　　　　　　陆　莹　张　华（北京市食品药品监督管理局）

齐玉璞　常云峰　郭　艾　刘　磊（北京市财政局）　高　社（中国人民解放军总后勤部卫生部）

王　敏　王玉涛（北京市统计局）　　　　　　　宋　冬（武警总部后勤部卫生部）

张艳琴　乔　岩（北京市人力资源和社会保障局）　汪　扬（北京市民政局）

许　涛　王　成　谢　超　毕大骞　　　　　　　王童燕（北京市残疾人联合会）

（北京市卫生会计核算服务中心）　　　　　　　魏会平　李文林（北京市红十字会）

徐　燕　孙　磊　袁　毅　　　　　　　　　　　韩　立（北京市中医管理局）

谢学勤　郭默宁　郑建鹏　　　　　　　　　　　纪京平　俞金枝（北京市新农合管理服务中心）

（北京市公共卫生信息中心）

执 行 主 编

房耘耘　程　薇

执行副主编

满晓玮　蒋　艳　赵丽颖

编写组成员

谢　超　范德惠　赵　璇　张　倩　张富华　董　佩　袁　加　张舜瑞

韩　冰　彭渝轩　王玮玉　洪宝林　石学峰　周宇琼　王　慧

序

在面临当前卫生改革的种种问题时，常常需要作出各种政策决定。随之而来的需求就是要了解在行动之前"面临的现状是什么样"，在行动之后"发生了什么变化"。要判断政策和改革的目标"实现了多少"，要对改革的绩效进行诊断和评价。正像对个人健康问题进行诊断需要设备和技术一样，需要诊断和评价卫生系统的标准工具和指标，使评估更有效、更可靠，卫生总费用正是其中最重要的工具和指标之一。

北京市从 2010 年首次开展卫生总费用核算，至今已经进入第五个年头。历年的卫生总费用核算报告，清楚地展示了北京市卫生筹资的总体规模和结构及变化趋势，回答了北京市卫生总费用占 GDP 的比重是多少，本地区人均卫生总费用在全国处于什么水平，在同类地区处于什么水平，与国际水平相比有哪些差距等最基本的问题。持续的分析结果也促使我们不断提出新的问题：为什么北京市卫生总费用人均水平高于其他地区，原因是什么；北京市在卫生保健方面花费太多了还是太少了，是否比其他地区增长更快，原因是什么；其他地区人群的卫生服务需求对北京市卫生资源利用的影响有多大；北京市卫生筹资的公平性如何；等等。在回答上述问题时，核算结果又为宏观监测北京市卫生资金的使用效率和配置公平性，评价政府对居民健康的重视程度，评估居民卫生筹资的经济负担以及评价北京市医改进展及相关的卫生政策提供了客观可信的证据。

北京市的卫生总费用核算工作得到市政府的高度重视，在首都医药卫生协调委员会办公室的协调下，组成了由原北京市卫生局牵头，17 家单位，60 余人员参加的、稳定的工作队伍，研究计划列入北京市卫生和计划生育委员会每年的政策研究计划，建立了规范的工作流程和稳定的工作机制，关于最重要的研究结果的新闻通报稿由主管副市长亲自审阅，经北京市卫生和计划生育委员会组织的新闻通报会及官方网站对外发布。

2010 年人民网、新华网、新闻网、凤凰网等网络媒体纷纷报道了北京市卫生总费用首次核算结果；2012 年参加核算结果通报会的媒体包括人民日报、新华社、中国新闻社、北京电视台、北京人民广播电台、北京日报等 20 多家；卫生总费用指标作为北京市"十二五"卫生规划中卫生与经济协调发展的宏观目标得到采用；从 2013 年起，卫生总费用核算结果开始纳入北京市统计年鉴，社会影响进一步扩大。

　　本书是几年来北京市卫生总费用研究成果的总结，在此对参与北京市卫生总费用工作的所有人员表示感谢，特别要感谢国家卫生计生委卫生发展研究中心专家的无私帮助和技术指导，感谢北京市财政局、北京市统计局、北京市人力资源和社会保障局、北京市药监局、北京市民政局、北京市红十字会、北京市残联、总后卫生部和武警部队以及北京市医院管理局、北京市中医管理局等相关部门的领导和同仁的大力配合，感谢北京市卫生和计划生育委员会财务处、卫生会计核算服务中心、公共卫生信息中心、新农合服务管理中心等部门的领导和同仁的付出，感谢北京中医药大学核算组全体研究人员卓有成效的工作。

北京市卫生和计划生育委员会主任

2014 年 8 月

前　言

当今世界几乎所有的国家和地区都面临着卫生费用的快速增长带来的筹资压力，同时也面临着卫生系统如何实现卫生资源的公平分配和最佳使用问题。许多决策者都认识到，在面临卫生费用和人们期望不断增高的情况下，他们需要不断地评估、调整卫生筹资政策，需要对资源的分配、使用的现状及发展趋势作出及时的预判，同时也迫切希望能够建立评估不同卫生改革进展和成效的有效指标。卫生总费用就是这样一种诊断工具，已经在许多国家、地区得到广泛应用。实践证明，它在分析卫生系统方面行之有效。

我国开展国家级卫生总费用核算已有二十余年，核算结果对外正式公布也已近十年。但是在2009年以前，能够开展次国家级卫生费用核算的省市只有少数几个，因此，原卫生部提出要求，有条件的省市应尽早开展次国家级卫生总费用的核算研究。2010年3月，原北京市卫生局决定启动北京市卫生总费用核算。为了推动该项工作，成立了由原北京市卫生局、总后卫生部、武警总队以及市政府相关委办局组成领导小组，并委托本研究团队开展核算研究。

北京地区卫生总费用核算与国内其他地区相比，存在着隶属关系复杂、核算数据源多、协调工作量大等困难，其费用核算不仅涉及本市各相关部门，还涉及央属部门、机构，驻京部队、武警卫生机构。在北京市卫生总费用核算领导小组和首都医药卫生协调委员会的支持下，在各相关部门的密切配合下，经过4年的努力，北京市卫生总费用核算研究克服了重重困难，取得了很多的进展。本书将4年来北京市卫生总费用的研究成果进行了全面总结，希望这些研究结果能对管理者和研究者提供有价值的参考。

本书内容主要包括2012年北京市卫生总费用年度核算结果分析、2000—2012年北京市卫生总费用时间序列研究、2009—2011年北京市三年医改卫生总费用分析、北京市外来就医与外来购药对卫生总费用核算平衡的影响研究、北京市零售药店专题调查研究几部分，同时编制了北京市卫生总费用机构法核算指导手册，其中介绍了北京市创新使用的个案库汇总法。

本研究在首都医药卫生协调委员会的协调下，在原北京市卫生局的领导下完成，有 17 家单位、60 余人员共同参与，研究成果倾注了全体参与人员的心血。

特别感谢北京市卫生和计划生育委员会主任方来英，他给予了本研究高度持续的关注，正是他对本研究不断提出的政策分析要求督促我们将研究不断地推向深入。当我们实现这些要求，看到我们的研究成果在政策制定和决策中得到应用时，总是使我们很兴奋，也更加深切地体会了我们工作的意义。感谢北京市卫生和计划生育委员会副主任钟东波，他总是能对本研究提出方向性和建设性的意见。感谢北京市卫生和计划生育委员会财务处原处长刘建民，他帮助我们解决了大量的部门协调问题，他总是与我们仔细探讨每一年研究报告的重要结论，当我们对一些研究结果产生困惑时，对相关业务的熟悉和精通总是使他能够为我们作出重要的提示，打开我们的思路。感谢北京市卫生会计核算服务中心、北京市公共卫生信息中心为本研究提供了最主要的信息。感谢北京市各委办局的领导和为本研究提供信息的具体工作人员。感谢国家卫生计生委卫生发展研究中心的专家。正是各位领导、专家和各位同仁的帮助，才能使本研究得以顺利进行。

还要感谢我们研究团队的所有成员，特别是主要的三位青年研究者满晓玮、蒋艳、赵丽颖，是他们的不断努力和付出，将我们的研究计划得以付诸实施，没有他们卓有成效的工作，便没有历年研究报告的产出和本书的付梓出版。

2014 年 6 月于北京

目　录

表 目 录

第一部分

绪　　论

2009 年《中共中央国务院关于深化医药卫生体制改革的指导意见》发布。为了全面落实中共中央国务院的医改任务，实现《指导意见》确定的改革目标，2010—2011 年北京市陆续出台了 80 余项配套文件。其中，《北京市 2010—2011 年深化医药卫生体制改革实施方案》（京发〔2010〕8 号）提出："建立可持续的政府卫生投入机制。政府卫生投入增长幅度要高于经常性财政支出的增长幅度，占经常性财政支出的比重逐步提高，占卫生总费用的比重逐步提高，并与经济社会发展阶段相适应，保持合理的比重。"

北京市卫生筹资规模、结构及资金流向的变化是否符合北京市医改的大方向的要求，医改的三年目标是否已经实现，卫生总费用的核算能否为评估北京市医改相关政策的影响和效果提供证据支持，本研究将对上述问题作出相应回答。

一、核 算 方 法

（一）卫生总费用核算基本框架

根据卫生资金在卫生领域的流动，卫生总费用核算框架包括来源法、机构法、功能法三种方法和三套指标体系（图 1-1-1）。

（二）不同核算方法核算结果的主要作用及政策意义

来源法有两种核算方法：来源法与筹资机构法。核算结果可以反映全社会卫生筹资总量、筹资结构（政府、社会、个人）、筹资水平（人均、占 GDP 比重）及筹资公平性（不同地区、不同人群分布）等方面的现状及变化趋势。用于分析评价政府、社会、个人在卫生筹资中的责任，评估政策的影响及效果，与产出比较可分析卫生系统的绩效。

机构法有收入法与支出法两种核算结果。核算结果可以反映卫生资金配置（城市、农村；区域；机构类别、层级）、卫生机构的收入支出平衡的现状及变化。主要用于分析卫生资源配置的公平性与合理性，分析卫生政策、规划实施对卫生机构的影响，为合理制定卫生机构的补偿政策提供依据；可与来源法结合做深入的分析，如反映政府资金的流向及分配合理性等。

功能法核算结果可以反映实现卫生服务不同功能所消耗的卫生资源及资源利用的效率（医疗、预防；慢性病、常见病、重大疾病）。可用于制定卫生规划的优先策略，促进提高卫生资源利用的效率；与来源法、机构法结合做深入分析，如分析不同功能服务的筹资来

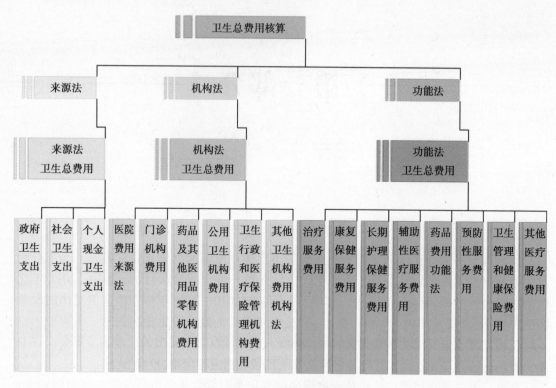

图 1-1-1　卫生总费用核算框架

源与分配流向的合理性及效果。

三种方法六种核算结果相互平衡核算可以验证核算结果，可以根据不同的政策需要进行深入分析。例如，分析政府投入资金如何流动、如何使用、是否合理、产生什么影响、是否有效率等。

（三）北京市卫生总费用核算选用的具体方法

2012 年以前北京市卫生总费用核算采用我国国家级和次国家级核算普遍使用的来源法和机构法两种方法。根据北京市核算数据来源的特点及数据的质量，本课题对机构法的具体核算方式有所改进。研究过程中课题组与全国卫生总费用核算协作组专家进行了多次研讨，专家对于本课题组使用的核算方法及核算结果均给予了肯定。2013 年北京市卫生总费用研究开展了对功能法费用核算的探索。

来源法核算框架包括：政府卫生支出、社会卫生支出、个人现金卫生支出三个来源，使用国家卫生部卫生发展研究中心提供的统一核算模板和数据收集表进行核算，并对无法直接获得的数据根据北京市卫生总费用数据收集的特点进行了推算。

机构法核算框架包括：医院费用、门诊机构费用、药品及其他医用品零售机构费用、公共卫生机构费用、卫生行政和医疗保险管理机构费用、其他卫生费用 6 个流向。在具体核算方法上，北京市卫生总费用研究使用国家卫生计生委卫生发展研究中心规定的机构分类原则，但在指标测算上有所改进。具体来说，国家卫生计生委卫生发展研究中心推荐使用的方法是采用卫生财务年报人均收入数推算全部机构总收入，而北京市卫生总费用机构流向的核算是采用卫生统计年报和卫生财务年报个案库汇总的方法，在汇总过程中，对异常值采取了统计学修正。

功能法核算框架包括：治疗服务、康复保健服务、长期护理保健服务、辅助性医疗服务、药品、预防性服务（公共卫生服务）、卫生管理和健康保险及其他。本研究采用经济合作与发展组织等国际组织的第2版卫生总费用的基本核算体系，参考国家卫生计生委卫生发展研究中心在天津市的核算经验，利用北京市社区医疗机构卫生服务项目成本核算的信息，对北京市卫生总费用实际使用情况进行了初步探讨，完成了功能法与机构法的二维矩阵平衡表核算，并对初步核算结果进行了政策分析。

除以上核算外，本项目还针对北京市卫生总费用核算反映出的问题及政府的管理与决策需求，开展了其他专题研究。2012年开展了外来就医、购药专题调查和三年医改卫生总费用分析，2012年、2013年开展了北京市区县政府卫生投入研究。

二、核 算 范 围

北京市卫生总费用来源法核算遵循"国民原则"，核算范围包括各级政府对于医疗卫生事业的投入；各种医疗保险项目向企业和个人收缴的保费；常住居民个人在接受医疗卫生服务时的现金支付；政府预算外社会各界对卫生的投入。

北京市卫生总费用机构法和功能法核算遵循"属地原则"，核算范围包括北京市各级各类医疗卫生机构、国家各部委所属驻京医疗机构、军队及武警驻京医疗机构；不包括国家各部委所属驻京公共卫生机构。

三、数 据 来 源

北京市卫生总费用核算数据内容及来源见表1-3-1。

表1-3-1 北京市卫生总费用核算数据内容及来源

	机构	数据内容	数据来源
1	北京市卫生和计划生育委员会	北京市全部医疗卫生机构人员、收支等统计数据，包括央属（管）医疗机构、北京市及区县属（管）医疗和卫生机构	卫生统计年报、卫生财务年报
		军队属驻京医疗机构业务收支数据	北京市物价总控报表
2	北京市财政局	全市与卫生相关财政决算数据	全市年度财政决算报表
		养老保险、工伤保险、生育保险、失业保险与卫生有关的支出数据，特殊人员医疗补助，公务员医疗补助等数据	年度社会保险基金决算报表
3	北京市统计局	国民经济、人口等宏观统计指标	
4	北京市人力资源和社会保障局	社会保障与医疗有关的收入、支出数据	
5	北京市民政局、红十字会、残联等部门	医疗卫生社会筹资数据	
6	总后卫生部、武警总队卫生部	财政对军队驻京医疗卫生机构的投入数据	

四、工作机制

2010 年，原北京市卫生局正式全面启动卫生总费用核算工作。2011 年，在首都医药卫生协调委员会的领导下，北京市卫生总费用核算工作建立了长效机制，成立了由原卫生部、总后卫生部及武警部队后勤部卫生部、原北京市卫生局、北京市民政局、北京市财政局、北京市人力资源和社会保障局、北京市统计局以及北京市红十字会、北京市残疾人联合会等部门组成相关领导组成的工作小组，以及由国家卫生计生委卫生发展研究中心专家组成的专家组和北京中医药大学管理学院研究人员、相关单位确定的统计人员共同组建的核算小组（图 1-4-1）。在市级协调机制的支持下，各单位更加重视该项工作，数据收集的速度和质量得到了更有力的保证。2012 年市级协调机制的运行更加顺畅，在核算数据正式对外发布之前，依托市级协调机制，原北京市卫生局组织了北京市卫生总费用协作组会议，对核算结果进行内部通告，并对结果的准确性及数据背后反映的政策原因进行了深入探讨，最终对核算结果定稿并对外发布。

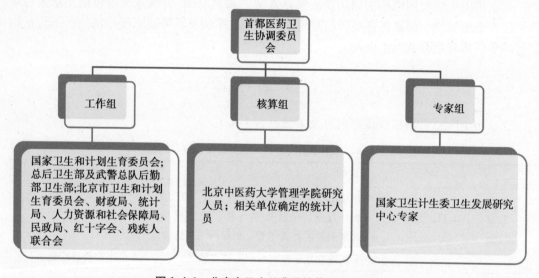

图 1-4-1 北京市卫生总费用核算工作的机制

第二部分

2012年北京市卫生总费用核算研究

一、2012年北京市卫生总筹资[*]

（一）2012年北京市卫生筹资分析

1. 北京市卫生筹资总额　全口径核算结果，2012年北京市卫生总费用筹资总额为1221.25亿元，比2011年增长17.38%，其中包括了财政对军队驻京医疗机构的资金投入31.24亿元和财政对央属（管）的驻京医疗机构的资金投入22.83亿元，分别占北京市卫生总费用总额的2.56%、1.87%，扣除财政对军队驻京医疗机构的资金投入之后，北京市卫生总费用总额为1190.01亿元，比上年增长19.21%（表2-1-1）。

表2-1-1　2012年北京市卫生筹资总额

卫生总费用	总量（亿元）	比重（%）	与2011年比较（%）
卫生总费用（全口径）	1221.25	100	17.38
其中：财政对军队医疗机构的投入	31.24	2.56	-25.98
财政对央属（管）驻京医疗机构的投入	22.83	1.87	18.03
卫生总费用（不含军队）	1190.01	97.44	19.21

2. 北京市卫生筹资构成

（1）全口径核算结果：我国卫生总费用研究对于筹资结构采取的分类方式为三分法，即按照筹资来源分为政府卫生支出、社会卫生支出和个人现金卫生支出。

按全口径核算，2012年北京市卫生费用的各项筹资来源中的政府、社会、个人卫生支出分别是351.64亿元、600.96亿元、268.65亿元，分别占总支出的比例为28.79%、49.21%、22.00%。除去对央属（管）驻京医疗机构的政府卫生投入后，各级财政对北京市属（管）机构及北京市居民个人的卫生支出占政府卫生支出80%以上，约占卫生总费用总额的24.37%。

---

[*] ①本文中所有涉及增长速度的数据均是以2000年为基期的可比价格计算（特殊说明的情况除外）；②可比价格是指扣除物价因素的价格；③央属（管）医疗机构含卫计委属（管）医疗机构、国家中医药管理局属（管）机构，下同。

2012 年北京市卫生总费用总额比 2011 年增长 17.38%，其中政府卫生支出增长 8.66%，个人现金卫生支出增长的幅度最小，增速为 5.78%，社会卫生支出增长较快，增速为 29.82%。

2012 年北京市卫生总费用筹资来源的构成情况与 2011 年相比，基本保持稳定，社会卫生支出由于增速较快而在构成中所占比重提高，上升达到了 4.72 个百分点（表 2-1-2、图 2-1-1）。

表 2-1-2 2012 年北京市卫生总费用筹资构成（全口径）

总额及构成	2012 年		与 2011 年比较	
	总量（亿元）	构成（%）	总量变化（%）	构成变化（%）
卫生总费用总额	1221.25	100.00	17.38	—
一、政府卫生支出	351.64	28.79	8.66	−2.31
其中：北京市	297.57	24.37	13.55	−0.82
二、社会卫生支出	600.96	49.21	29.82	4.72
三、个人现金卫生支出	268.65	22.00	5.78	−2.41

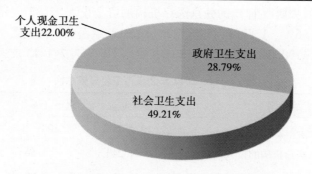

图 2-1-1 2012 年北京市卫生总费用筹资构成（全口径）
■ 政府卫生支出；■ 社会卫生支出；■ 个人现金卫生支出

（2）扣除军队卫生投入的核算结果：由于国内其他地区核算均不包括军队卫生投入，故在做横向比较时需要将这部分扣除。按扣除军队卫生费用的口径核算，2012 年北京市卫生费用的各项筹资来源中的政府、社会、个人现金卫生支出分别是 320.40 亿元、600.96 亿元、268.65 亿元，分别占总支出的比例为 26.92%、50.50%、22.58%。

2012 年卫生总费用的绝对值与 2011 年相比，扣除军队卫生费用的总额增长 19.21%，其中，政府卫生支出增长 13.86%，对北京市的投入增长 13.55%，社会卫生支出增长 29.82%，个人现金卫生支出增长 5.78%（表 2-1-3、图 2-1-2）。

从构成角度分析，政府、社会、个人现金支出的构成情况与 2011 年相比，政府卫生支出和个人现金卫生支出的构成略有下降，分别下降了 1.26 个百分点、2.86 个百分点，而社会卫生支出构成上升较多，上升了 4.13 个百分点。

表 2-1-3　2012 年北京市卫生总费用筹资构成（不含军队）

总额及构成	2012 年		与 2011 年比较	
	总量（亿元）	构成（%）	总量变化（%）	构成变化（%）
卫生总费用总额	1190.01	100.00	19.21	—
一、政府卫生支出	320.40	26.92	13.86	-1.26
其中：北京市	297.57	25.01	13.55	-1.25
二、社会卫生支出	600.96	50.50	29.82	4.13
三、个人现金卫生支出	268.65	22.58	5.78	-2.86

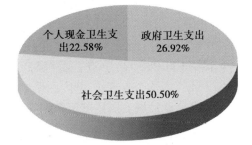

图 2-1-2　2012 年北京市卫生总费用筹资构成（不含军队）
政府卫生支出；　社会卫生支出；　个人现金卫生支出

3. 主要评价指标

（1）人均卫生总费用：2012 年北京市人均卫生总费用为 5750.79 元，比 2011 年增加 16.29%，其中，人均政府卫生支出 1548.36 元，人均社会卫生支出 2904.17 元，人均个人现金卫生支出 1298.26 元，分别比上年增长 11.07%、26.64%、3.19%（表 2-1-4）。

表 2-1-4　2012 年北京市人均卫生总费用构成

指标	2012 年（元）	与 2011 年比较变化（%）
人均卫生总费用	5750.79	16.29
其中：人均政府卫生支出	1548.36	11.07
人均社会卫生支出	2904.17	26.64
人均个人现金卫生支出	1298.26	3.19

（2）卫生总费用占 GDP 的比重：北京市卫生总费用占地区生产总值的比重为 6.66%，比 2011 年略高 0.64 个百分点，为近 5 年来最高点，对于整个社会经济发展来说，全社会对卫生的投入保持稳步增长（表 2-1-5）。

（3）卫生消费弹性系数：卫生消费弹性系数反映卫生总费用增长与 GDP 增长之间的关系，按可比价格计算，2012 年北京市卫生消费弹性系数为 2.49，即北京市地区生产总值每增长 1%，卫生总费用就增长 2.49%，卫生总费用增长快于 GDP 增长（表 2-1-6）。

表 2-1-5 2012 年北京市卫生总费用占 GDP 的比重

指标	2012 年（%）	与 2011 年比较变化（%）
总费用占 GDP 的比重	6.66	0.64

表 2-1-6 2012 年北京市卫生总费用消费弹性系数

指标	2012 年	与 2011 年比较变化
卫生总费用增长速度（%）	19.21	6.60
GDP 增长速度（%）	7.70	−0.40
卫生消费弹性系数	2.49	—

（4）人均个人现金卫生支出评价指标*：2012 年北京市城镇居民人均个人现金卫生支出为 1326 元，人均消费性支出为 24046 元，人均个人现金卫生支出占人均消费性支出的比重是 5.51%，比 2011 年下降了 0.23 个百分点；农村居民个人现金卫生支出为 1125 元，人均生活消费支出为 11879 元，人均个人现金卫生支出占人均生活消费支出的比重是 9.47%，比 2011 年上升 0.13 个百分点；城乡居民就医负担变化不大。

2012 年北京市城镇居民人均可支配收入为 36469 元，人均个人现金卫生支出占人均可支配收入的比重是 3.64%，比上年下降 0.20 个百分点；农村居民人均纯收入为 16476 元，人均个人现金卫生支出占人均纯收入的比重为 6.83%，比上年下降 0.20 个百分点（表 2-1-7）。

表 2-1-7 2012 年人均个人现金卫生支出占人均收入/支出的比重

指标	城镇居民	农村居民
人均个人现金卫生支出（元）	1326	1125
人均消费性支出（人均生活消费支出）（元）	24046	11879
人均可支配收入（人均纯收入）（元）	36469	16476
人均个人现金卫生支出/人均消费性支出（人均生活消费支出）（%）	5.51	9.47
比重与 2011 年的变化（%）	−0.23	0.13
人均个人现金卫生支出/人均可支配收入（人均纯收入）（%）	3.64	6.83
比重与 2011 年的变化（%）	−0.20	−0.20

4. 筹资来源结构

（1）政府卫生支出**：2012 年北京市政府卫生支出 320.40 亿元中，主要为医疗卫生服务支出和医疗保障支出，分别为 180.86 亿元和 120.39 亿元，占政府卫生支出的 56.45% 和 37.58%。2012 年政府卫生支出总额比 2011 年增长 13.86%，其中，医疗卫生

---

* ①城镇居民人均个人现金卫生支出中不包含保健器具和滋补保健品；②人均个人现金卫生支出/人均消费性支出（人均生活消费支出）这一指标是用来衡量居民实际负担；③人均个人现金卫生支出/人均可支配收入（人均纯收入）这一指标是用来衡量居民实际支付能力。

** 不含财政对军队卫生支出。

服务支出中对北京市的投入增长 11.63%，慢于政府卫生支出及医疗卫生服务支出的整体增长水平（表2-1-8）。

表 2-1-8　2012 年北京市卫生总费用政府卫生支出构成

政府卫生支出构成	2012 年		与 2011 年比较总量变化（%）
	总量（亿元）	构成（%）	
政府卫生支出	320.40	100	13.86
医疗卫生服务支出	180.86	56.45	12.40
其中：北京市	158.04	49.32	11.63
医疗保障支出	120.39	37.58	16.06
行政管理事务支出	9.68	3.02	16.66
人口和计划生育事务	8.71	2.72	12.21
其他政府性基金卫生投入	0.76	0.24	9.03

2012 年各级财政对北京市面向供方的医疗卫生支出中，对北京市公立医院的投入、对公共卫生的投入、对基层医疗卫生机构的投入所占比例排在前列，分别为 38.84%、15.60%、15.20%。从增长趋势来看，对医学科研经费和公共卫生投入的增长速度均超过 20%，分别为 25.13% 和 24.00%，而对公立医院和基层医疗卫生机构投入增长速度则明显低于医疗卫生服务支出总体增长水平，对中医药的投入还出现了负增长（表2-1-9）。

表 2-1-9　2012 年北京市卫生总费用政府卫生支出-医疗卫生服务支出构成

指标	2012 年		与 2011 年比较总量变化（%）
	总量（亿元）	构成（%）	
医疗卫生服务支出	180.86	100.00	12.40
公立医院	91.92	50.82	7.14
其中：北京市	70.25	38.84	4.68
基层医疗卫生机构	27.49	15.20	7.83
公共卫生	28.22	15.60	24.00
中医药	1.12	0.62	-6.82
食品和药品监督	3.05	1.69	-24.98
医学科研经费	4.92	2.72	25.13
其他部门卫生支出	0.73	0.41	-8.20
其他医疗卫生支出	23.40	12.94	38.82

面向需方的医疗保障支出一项的整体增长为 16.06%，高于对供方投入的增长速度。其中对新型农村合作医疗投入的增长速度有所放缓，仅有 6.20%，对城镇居民基本医疗保险的投入出现了 3.24% 的小幅下降（表2-1-10）。

表 2-1-10 2012 年北京市卫生总费用政府卫生支出-医疗保障支出构成

指标	2012 年		与 2011 年比较
	总量（亿元）	构成（%）	总量变化（%）
医疗保障支出	120.39	100.00	16.06
医疗保障	119.43	99.20	16.67
行政单位医疗	47.51	39.46	69.83
事业单位医疗	18.12	15.05	−25.55
公务员医疗补助	0.67	0.56	−71.32
优抚对象医疗补助	0.52	0.43	8.56
城市医疗救助	0.57	0.48	−35.13
新型农村合作医疗	16.83	13.98	6.20
农村医疗救助	0.28	0.23	21.20
城镇居民基本医疗保险	6.43	5.34	−3.24
其他医疗保障支出	5.21	4.33	−36.54
城镇职工基本医疗保险财政缴费	23.30	19.35	51.10
财政对基本医疗保险基金的补助	0.33	0.27	−65.31
残疾人康复	0.52	0.43	81.69
财政对下岗失业人员的医疗保险补贴	0.11	0.09	−13.70

（2）社会卫生支出：2012 年北京市社会卫生支出 600.96 亿元，其中社会医疗保障支出 486.10 亿元，占社会卫生支出的 80.89%，商业健康保险费 80.06 亿元，占社会卫生支出的 13.32%。2012 年社会卫生支出总额比 2011 年增长 29.82%，其中，社会办医支出有较明显的增长，增速达 80.67%（表 2-1-11）。

表 2-1-11 2012 年北京市卫生总费用社会卫生支出构成

社会卫生支出构成	2012 年		与 2011 年比较
	总量（亿元）	构成（%）	总量变化（%）
社会卫生支出	600.96	100.00	29.82
社会医疗保障支出	486.10	80.89	29.29
商业健康保险费	80.06	13.32	18.17
社会办医支出	31.02	5.16	80.67
社会捐赠援助	1.87	0.31	208.09
行政事业性收费收入	1.91	0.32	37.75

（3）个人现金卫生支出：2012 年北京市个人现金卫生支出为 268.65 亿元，比上年增长 5.78%，其中，城镇居民个人现金卫生支出为 236.52 亿元，比 2011 年上升 5.32%，占

个人现金卫生支出的比重为 88.04%，农村居民个人现金卫生支出为 32.13 亿元，比 2011 年增长 9.34%，占个人现金支出的 11.96%（表 2-1-12）。

表 2-1-12　2012 年北京市卫生总费用个人现金卫生支出构成

个人现金卫生支出构成	2012 年		与 2011 年比
	总量（亿元）	构成（%）	总量变化（%）
个人现金卫生支出	268.65	100.00	5.78
城镇居民个人现金卫生支出	236.52	88.04	5.32
农村居民个人现金卫生支出	32.13	11.96	9.34

2012 年北京人均个人现金卫生支出为 1298.26 元，比 2011 年上升 3.19%，其中，城镇居民人均医疗卫生支出为 1326 元，比上年上升 2.78%，农村居民人均医疗保健支出为 1125 元，比上年上升 6.39%（表 2-1-13）。

表 2-1-13　2012 年北京市人均个人现金卫生支出

指标	2012 年（元）	与 2011 年变化（%）
人均个人现金卫生支出	1298.26	3.19
城镇居民人均年医疗卫生支出（剔除保健器具和滋补保健品）	1326.00	2.78
农村居民人均年医疗保健支出	1125.00	6.39

5. 北京市政府卫生投入评价*　2012 年，北京市政府卫生支出占公共财政预算支出的百分比、政府卫生支出占卫生总费用的百分比及政府卫生支出占 GDP 的百分比分别为 8.07%、26.92%、1.79%。评价政府卫生支出的三个指标中，政府卫生支出占公共财政预算支出的百分比、政府卫生支出占 GDP 的百分比两个指标均达要求，分别比上年上升 0.16 和 0.09 个百分点，政府卫生支出占总费用的百分比，与 2011 年相比下降了 1.27 个百分点，主要是由于当年将农民工纳入医保和提高社保缴费比例使社会卫生支出大幅增长，其构成比例上升，从而导致政府卫生支出占总费用比重小幅下降（表 2-1-14）。

表 2-1-14　2012 年北京市卫生总费用政府卫生支出评价

政府卫生支出评价指标	2012 年（%）	与 2011 年比较变化（%）
政府卫生支出占地方公共财政预算支出百分比（不含央属机构）	8.07	0.16
政府卫生投入增长幅度/地方公共财政预算支出增长幅度	1.21	－
政府卫生支出占卫生总费用百分比	26.92	－1.27
政府卫生支出占 GDP 的百分比	1.79	0.09

* ①不含财政对军队卫生支出；②地方公共财政预算支出中包含了基本建设资金，由于基本建设资金的变动性较大，对计算指标有所影响，下同。

6. 社会医疗保障经费分析 2012 年北京市社会医疗保障经费 607. 25 亿元，比上年增长 26. 40%，快于卫生总费用总额 19. 21% 的增长速度。社会医疗保障经费占卫生总费用总额的 51. 03%，比上年增加 2. 90 个百分点。其中，城乡医疗救助经费全部来自政府卫生支出，城镇居民基本医疗保险费、新型农村合作医疗经费分别有 75. 75%、83. 98% 来自政府卫生支出，财政投入在农村居民、贫困人群、城镇无业人员的医疗保障筹资中仍承担了主要责任（表 2-1-15）。

表 2-1-15 2012 年北京市社会医疗保障经费构成

社会医疗保障经费构成	2012 年			与 2011 年比较变化（%）
	总量（亿元）	其中：		
		政府卫生支出（%）	社会卫生支出（%）	
社会医疗保障经费	607. 25	19. 95	80. 05	26. 40
1. 行政事业单位医疗经费	66. 30	100. 00	0. 00	21. 30
2. 企业职工医疗卫生费	10. 46	0. 00	100. 00	−61. 53
3. 城镇职工基本医疗保险费	460. 97	5. 13	94. 87	33. 20
4. 城镇居民基本医疗保险费	9. 49	75. 75	24. 25	2. 86
5. 新型农村合作医疗经费	20. 04	83. 98	16. 02	9. 55
6. 补充医疗保险费	10. 30	0. 00	100. 00	296. 52
7. 城乡医疗救助经费	0. 85	100. 00	0. 00	−23. 58
8. 其他	28. 84	22. 05	77. 95	35. 65
社会医疗保障经费占卫生总费用百分比（%）	51. 03	—	—	2. 90

7. 北京市卫生筹资国际口径相关指标分析 在对卫生总费用筹资结构进行国际比较时通常需要采取国际通用的筹资来源分类的二分法，即将卫生筹资来源分为广义政府卫生支出和私人卫生支出。

广义政府卫生支出包括：政府医疗保障支出（含行政事业单位医疗经费、企业职工医疗卫生费、社会基本医疗保险费、新型农村合作医疗经费、社会其他医疗保险医疗费等）、狭义政府卫生支出（含医疗卫生服务支出、行政管理事务支出、人口和计划生育支出、其他支出等）。私人卫生支出包括：商业健康保险、个人现金卫生支出、企业办医支出等（图 2-1-3）。

2012 年北京市卫生总费用筹资构成情况按国际分类口径来看，广义政府卫生支出占卫生总费用总额的 68. 33%，比上年增长 23. 02%，高于卫生总费用整体增长速度（表 2-1-16）。

2012 年北京市广义政府卫生支出占 GDP 的比重比上年提高 0. 57 个百分点，达 4. 55%，稳步向 WHO 提出的 5% 的目标前进，为实现卫生筹资的全民覆盖打下基础。

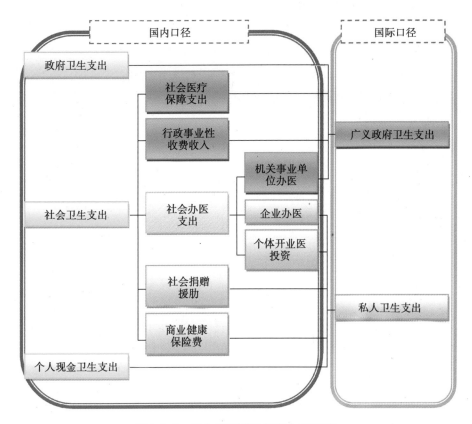

图 2-1-3 卫生总费用国内国际口径对比

表 2-1-16 2012 年北京市卫生总费用筹资构成（国际口径）

总额及构成	2012 年		与 2011 年比较	
	总量 （亿元）	构成 （%）	总量变化 （%）	构成变化 （%）
总费用总额	1 190.01	100.00	19.21	—
一、广义政府卫生支出/卫生总费用	813.17	68.33	23.02	2.12
其中：社会保障卫生支出/广义政府卫生支出	606.49	74.58	26.43	2.01
狭义政府卫生支出/广义政府卫生支出	204.77	25.18	13.83	−2.03
二、私人卫生支出/卫生总费用	376.84	31.67	11.73	−2.12
其中：商业健康保险/私人卫生支出	80.06	21.24	18.17	1.16
个人现金卫生支出/私人卫生支出	268.65	71.29	5.78	−4.01
广义政府卫生支出占 GDP 的比重（%）	4.55	—	0.57	—

（二）北京市卫生筹资与国内地区间比较 *

1. 筹资总额国内对比 2012 年北京市卫生总费用筹资总额比上年增长 21.04%，高于于全国的增长速度 15.5%，也高于上海的 17.43% 和天津市的 16.70%（表 2-1-17）。

表 2-1-17 2012 年国内部分地区卫生筹资总额

地区	2012 年（亿元）	与 2011 年比较变化（%）
全国	28119.00	15.50
北京	1190.01	21.04
天津	479.75	16.70
河北	1248.10	17.94
山西	665.04	18.97
内蒙古	619.03	12.47
辽宁	1011.96	14.27
吉林	647.96	25.74
黑龙江	823.72	12.75
上海	1092.35	17.43
江苏	1892.02	22.60
浙江	1543.70	8.76
安徽	1112.02	24.72
福建	678.21	9.80
江西	658.24	12.04
山东	1928.88	17.00
河南	1517.63	20.50
湖北	1093.96	18.10
湖南	1075.69	22.01
广东	2185.30	18.01
广西	782.47	17.55
海南	180.33	10.42
重庆	621.54	21.39
四川	1405.91	15.14
贵州	480.23	13.39
云南	757.67	11.48
陕西	860.52	17.72
甘肃	444.72	12.99
青海	142.49	30.40
宁夏	135.00	16.06
新疆	566.30	33.49

* 由于其他地区的数据无法用同样基期的可比价格进行换算，因此国内比较涉及到的增长速度均使用当年价格计算。下同。

2. 筹资构成国内对比　2012 年北京市卫生总费用筹资构成中，政府卫生支出占总费用的比重为 26.92%，比全国略低 3 个百分点，但高于同为直辖市的天津市、上海市的 25.20%、21.28%；北京市社会卫生支出占总费用的比重为 50.50%，远高于全国的 35.67%，也高出天津市约 12 个百分点，比上海的 59.19% 低 8.7 个百分点；个人现金卫生支出所占比重为 22.58%，略高于上海市的 19.53%，但远低于全国的 34.34% 以及其他省市（表 2-1-18、图 2-1-4）。

表 2-1-18　2012 年国内部分地区卫生总费用筹资构成

地区	卫生总费用（亿元）	政府卫生支出		社会卫生支出		个人现金卫生支出	
		绝对数（亿元）	占卫生总费用比重（%）	绝对数（亿元）	占卫生总费用比重（%）	绝对数（亿元）	占卫生总费用比重（%）
全国	28119.00	8431.98	29.99	10030.70	35.67	9656.32	34.34
北京	1190.01	320.40	26.92	600.96	50.50	268.65	22.58
天津	479.75	120.90	25.20	184.37	38.43	174.47	36.37
河北	1248.10	368.32	29.51	353.03	28.29	526.76	42.20
山西	665.04	206.68	31.08	222.70	33.49	235.65	35.43
内蒙古	619.03	204.46	33.03	175.21	28.30	239.37	38.67
辽宁	1011.96	233.02	23.03	382.73	37.82	396.21	39.15
吉林	647.96	174.02	26.86	177.75	27.43	296.19	45.71
黑龙江	823.72	191.00	23.19	279.84	33.97	352.88	42.84
上海	1092.35	232.49	21.28	646.51	59.19	213.35	19.53
江苏	1892.02	483.75	25.57	863.51	45.64	544.75	28.79
浙江	1543.70	342.67	22.20	689.32	44.65	511.71	33.15
安徽	1112.02	365.75	32.89	300.83	27.05	445.44	40.06
福建	678.21	222.81	32.85	263.37	38.83	192.02	28.31
江西	658.24	269.45	40.93	175.06	26.59	213.73	32.47
山东	1928.88	498.38	25.84	726.42	37.66	704.09	36.50
河南	1517.63	489.46	32.25	381.86	25.16	646.30	42.59
湖北	1093.96	305.89	27.96	335.88	30.70	452.19	41.34
湖南	1075.69	338.82	31.50	305.35	28.39	431.52	40.12
广东	2185.30	587.32	26.88	858.11	39.27	739.87	33.86
广西	782.47	286.69	36.64	235.55	30.10	260.23	33.26
海南	180.33	66.82	37.05	59.45	32.97	54.06	29.98
重庆	621.54	195.56	31.46	204.80	32.95	221.19	35.59
四川	1405.91	473.89	33.71	467.31	33.24	464.71	33.05
贵州	480.23	242.62	50.52	97.97	20.40	139.64	29.08
云南	757.67	288.23	38.04	211.84	27.96	257.60	34.00
陕西	860.52	257.49	29.92	276.12	32.09	326.91	37.99
甘肃	444.72	168.88	37.97	113.94	25.62	161.91	36.41
青海	142.49	61.72	43.32	42.26	29.66	38.50	27.02
宁夏	135.00	51.80	38.37	36.51	27.04	46.69	34.59
新疆	566.30	190.00	33.55	224.26	39.60	152.03	26.85

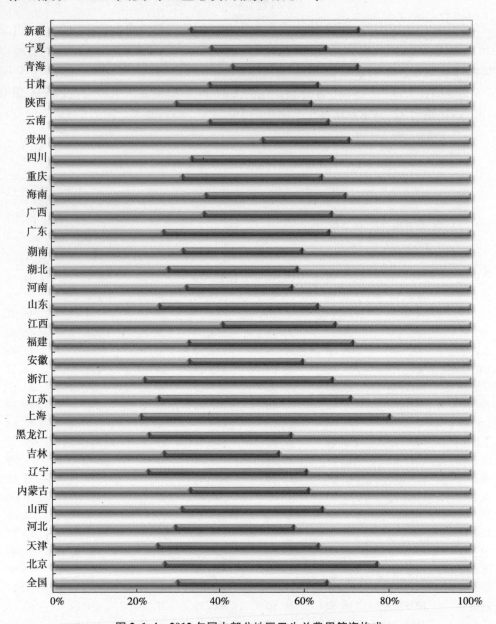

图 2-1-4　2012 年国内部分地区卫生总费用筹资构成

■ 政府卫生支出；■ 社会卫生支出；■ 个人现金卫生支出

　　北京市政府卫生支出占总费用的比重在全国经济发达地区中处于较高的水平，与北京市医疗卫生体系承担了一定量的中央部委、国家机关的工作人员的诊疗任务有较大关系，而同为直辖市的上海企业职工人数较多，城镇职工基本医疗保险所占比重较高，这是上海市社会卫生支出占总费用比重高于北京市的重要原因。

　　总体而言，2012 年北京市医疗卫生事业中社会筹资和各级财政发挥了主要的作用，居民个人支出的比重较低。

　　3. 人均卫生总费用国内对比　2012 年北京市人均卫生总费用为 5750.79 元，是全国人均水平的 2.8 倍，是天津人均水平的 1.7 倍，是上海的 1.3 倍，在全国其他省市地区中也是最高的水平。从其增长变化的趋势来看，北京市人均水平比 2011 年增长 18.79%，高于全国的 14.93%、上海的 15.80% 和天津的 11.86%。总体而言，北京市人均卫生总费用水平较高，增速较快（表 2-1-19）。

表 2-1-19 2012 年国内部分地区人均卫生总费用

地区	2012 年（元）	与 2011 年比较变化（%）
全国	2076.67	14.93
北京	5750.79	18.79
天津	3394.90	11.86
河北	1712.66	17.18
山西	1841.79	18.39
内蒙古	2486.17	12.10
辽宁	2305.68	14.11
吉林	2355.87	25.69
黑龙江	2148.47	12.75
上海	4588.86	15.80
江苏	2388.92	22.27
浙江	2818.51	8.48
安徽	1857.08	24.30
福建	1809.51	8.98
江西	1461.47	11.66
山东	1991.65	16.42
河南	1613.47	20.27
湖北	1892.99	17.67
湖南	1620.26	21.21
广东	2062.77	17.02
广西	1671.24	16.62
海南	2034.02	9.23
重庆	2110.50	20.32
四川	1740.81	14.77
贵州	1378.38	12.90
云南	1626.26	10.81
陕西	2292.88	17.41
甘肃	1725.36	12.40
青海	2485.95	29.27
宁夏	2085.87	14.67
新疆	2536.29	16.42

如图 2-1-5 所示，位于散点图第一象限的数据点表示人均卫生总费用较大，且增速较快；第二象限的数据点表示人均卫生总费用较小，但增速较快；第三象限的数据点表示人均卫生总费用较小，且增速较缓；第四象限的数据点则表示人均卫生总费用较大，但是增速较慢。其中位于第一象限和第三象限地区的卫生总费用增长速度过快或过慢，不适应目前当地卫生事业的现状，位于第二象限和第四象限地区的卫生事业发展的速度是合适的，北京位于第一象限，目前在其人均卫生总费用在全国处于较高水平的情况下，保持了较高的增长速度，但从长期来看，适当减缓人均卫生费用的增速是有一定必要的。

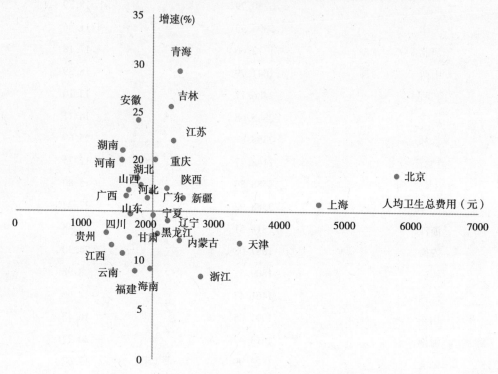

图 2-1-5 2012 年国内部分地区人均卫生总费用及变化情况

实际上人均卫生费用与人均 GDP 有着比较明显的正相关性，即人均 GDP 水平越高，人均卫生费用水平也越高。北京市人均 GDP 水平在全国处于较高水平，卫生消费水平高也是必然的。

从各部分趋势图可以看出，在一定的经济发展水平下，北京市人均卫生总费用、人均政府卫生支出、人均社会卫生支出水平均远高于正常水平；人均个人现金卫生支出略高于正常，基本处于正常水平（图 2-1-6 到图 2-1-9）。

与人均社会卫生支出和人均个人现金卫生支出相比，人均政府卫生支出与人均 GDP 的线性相关关系不明显，西部少数民族地区政府卫生投入力度明显偏高。

4. 卫生总费用占 GDP 的比重国内对比 2012 年北京市卫生总费用占地区生产总值的比重是 6.66%，比全国高出了 1.25 个百分点，也高于同为直辖市的天津和上海 2.94、1.25 个百分点。从增长变化情况看，北京市卫生总费用占地区生产总值的比重比去年略有增长，高于全国的平均水平，卫生事业发展与经济发展基本一致（表 2-1-20）。

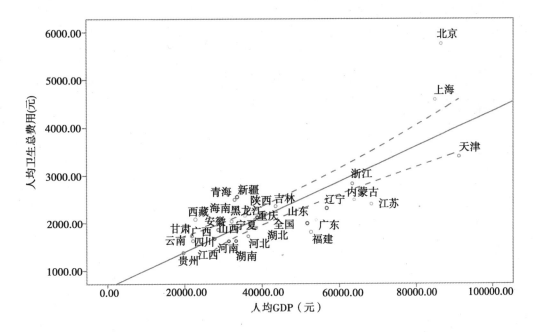

图 2-1-6　2012 年国内部分地区人均 GDP 与人均卫生总费用散点图趋势线

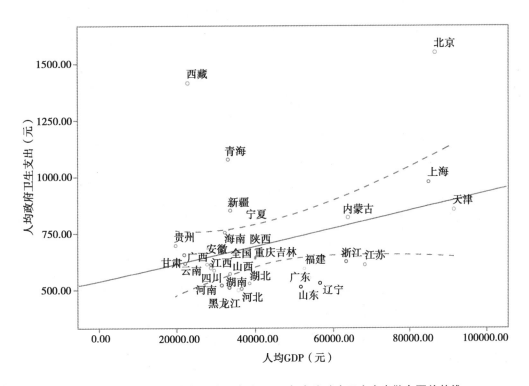

图 2-1-7　2012 年国内部分地区人均 GDP 与人均政府卫生支出散点图趋势线

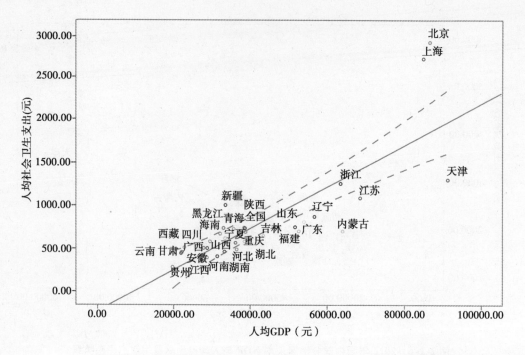

图 2-1-8 2012 年国内部分地区人均 GDP 与人均社会卫生支出散点图趋势线

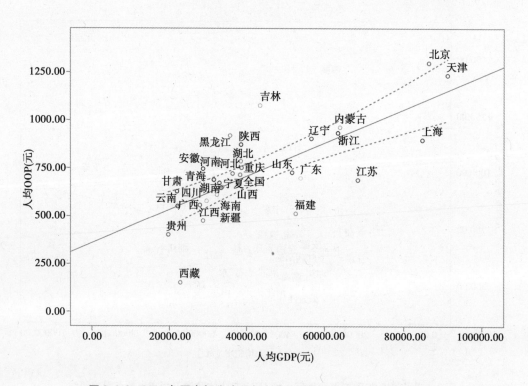

图 2-1-9 2012 年国内部分地区人均 GDP 与人均 OOP 散点图趋势线

表 2-1-20　2012 年国内部分地区卫生总费用占 GDP 的比重

地区	2012 年（%）	与 2011 年比较变化（%）
全国	5.41	0.26
北京	6.66	0.64
天津	3.72	0.05
河北	4.70	0.38
山西	5.49	0.52
内蒙古	3.90	0.07
辽宁	4.07	0.09
吉林	5.43	0.55
黑龙江	6.02	0.21
上海	5.41	0.57
江苏	3.50	0.36
浙江	4.45	0.06
安徽	6.46	0.63
福建	3.44	-0.08
江西	5.08	0.06
山东	3.86	0.22
河南	5.13	0.45
湖北	4.92	0.20
湖南	4.86	0.37
广东	3.83	0.35
广西	6.00	0.32
海南	6.31	-0.16
重庆	5.45	0.33
四川	5.89	0.08
贵州	7.01	-0.42
云南	7.35	-0.29
陕西	5.95	0.11
甘肃	7.87	0.03
青海	7.52	0.98
宁夏	5.77	0.23
新疆	7.55	0.03

5. 政府卫生支出评价指标对比 2012 年北京市卫生总费用中政府卫生支出占公共财政预算支出的比重是 8.07%，高于全国的 7.87%、天津的 5.64% 和上海的 5.56%；北京市政府卫生支出占总费用的比重是 26.92%，略低于全国的 29.99%，但是要高于天津的 25.20% 和上海的 21.28%。北京市政府卫生支出占 GDP 的比重为 1.79%，高于全国、天津和上海的水平。从全国范围来看，政府卫生支出存在以下规律，即经济较为落后的地区政府卫生投入力度较大，卫生事业的发展更多地依靠政府的力量，而在经济较为发达的地区则更多地依靠社会筹资的力量，因此政府卫生支出占公共财政预算支出的比重、占总费用的比重和占 GDP 的比重都相对较小，例如天津、上海、江苏、浙江等地区，而北京的政府卫生投入力度在经济发达地区中属于较高的水平（表 2-1-21）。

表 2-1-21 2012 年国内部分地区政府卫生支出评价指标对比

地区	政府卫生支出占公共财政预算支出（%）	政府卫生支出占卫生总费用（%）	政府卫生支出占 GDP（%）
全国	7.87	29.99	1.62
北京	8.07	26.92	1.79
天津	5.64	25.20	0.94
河北	9.03	29.51	1.39
山西	7.49	31.08	1.71
内蒙古	5.97	33.03	1.29
辽宁	5.11	23.03	0.94
吉林	7.04	26.86	1.46
黑龙江	6.02	23.19	1.40
上海	5.56	21.28	1.15
江苏	6.88	25.57	0.89
浙江	8.23	22.20	0.99
安徽	9.23	32.89	2.12
福建	8.55	32.85	1.13
江西	8.92	40.93	2.08
山东	8.44	25.84	1.00
河南	9.78	32.25	1.65
湖北	8.14	27.96	1.37

续表

地区	政府卫生支出占公共财政预算支出（%）	政府卫生支出占卫生总费用（%）	政府卫生支出占 GDP（%）
湖南	8.23	31.50	1.53
广东	7.95	26.88	1.03
广西	9.60	36.64	2.20
海南	7.33	37.05	2.34
重庆	6.42	31.46	1.71
四川	8.69	33.71	1.99
贵州	8.80	50.52	3.54
云南	8.07	38.04	2.80
陕西	7.75	29.92	1.78
甘肃	8.20	37.97	2.99
青海	5.33	43.32	3.26
宁夏	5.99	38.37	2.21
新疆	6.99	33.55	2.53

6. 就医负担评价 *

（1）人均个人现金卫生支出/人均消费性支出（人均生活消费支出）：2012 年北京市城镇居民人均个人现金卫生支出占人均消费性支出的比重为 5.51%，高于全国的 5.37% 和上海的 3.35%，但低于天津的 6.70%，在全国其他地区中也处于中等水平，表明北京市城镇居民个人就医负担相对较轻。北京市农村居民人均个人现金卫生支出占人均生活消费支出的比重为 9.47%，高于全国的 8.70%，也高于天津的 9.12% 和上海的 8.60%，仅低于河北、吉林、黑龙江、重庆、湖北、陕西、甘肃、青海（表 2-1-22、图 2-1-10、图 2-1-11）。北京市农村居民个人就医负担相对于城镇居民稍重。

（2）人均个人现金卫生支出/人均可支配收入（人均纯收入）：2012 年北京市城镇居民人均个人现金卫生支出占人均可支配收入的比重是 3.64%，高于上海的 2.19%，低于全国的 3.65% 和天津的 4.53%，在全国其他省市中也处于中等偏下水平。农村居民人均个人现金卫生支出占人均纯收入的比重是 6.83%，略高于全国的 6.49%，也高于天津的 5.42% 和上海的 5.78%，在全国的其他省市中也处于较高水平（表 2-1-23、图 2-1-12、图 2-1-13）。整体而言，北京居民的相对就医负担在全国处于中等水平。

　＊　各地区人均消费性支出、人均生活消费支出、人均可支配收入、人均纯收入数据均来自《中国统计年鉴》。

表 2-1-22 2012 年国内部分地区人均个人现金卫生支出占人均支出比重

地区	城镇居民			农村居民		
	人均个人现金卫生支出（元）	人均消费性支出（元）	人均个人现金卫生支出/人均消费性支出（%）	人均个人现金卫生支出（元）	人均生活消费支出（元）	人均个人现金卫生支出/人均生活消费支出（%）
全国	895.90	16674.32	5.37	513.80	5908.02	8.70
北京	1326.00	24045.86	5.51	1125.00	11878.92	9.47
天津	1341.99	20024.24	6.70	760.00	8336.55	9.12
河北	926.38	12531.12	7.39	543.75	5364.14	10.14
山西	807.00	12211.53	6.61	490.25	5566.19	8.81
内蒙古	1234.00	17717.10	6.97	588.87	6381.97	9.23
辽宁	1087.90	16593.60	6.56	548.80	5998.39	9.15
吉林	1280.70	14613.53	8.76	840.50	6186.17	13.59
黑龙江	1066.90	12983.55	8.22	727.00	5718.05	12.71
上海	880.35	26253.47	3.35	1029.00	11971.50	8.60
江苏	791.64	18825.28	4.21	511.00	9138.18	5.59
浙江	871.00	21545.18	4.04	739.30	10652.73	6.94
安徽	1012.92	15011.66	6.75	510.06	5555.99	9.18
福建	601.62	18593.21	3.24	380.60	7401.92	5.14
江西	578.51	12775.65	4.53	380.45	5129.47	7.42
山东	810.15	15778.24	5.13	635.34	6775.95	9.38
河南	983.32	13732.96	7.16	468.81	5032.14	9.32
湖北	948.14	14495.97	6.54	591.87	5726.73	10.34
湖南	824.67	14608.95	5.64	497.24	5870.12	8.47
广东	820.24	22396.35	3.66	446.46	7458.56	5.99
广西	778.85	14243.98	5.47	383.90	4933.58	7.78
海南	894.20	14456.55	6.19	306.54	4776.30	6.42

续表

地区	城镇居民			农村居民		
	人均个人现金卫生支出（元）	人均消费性支出（元）	人均个人现金卫生支出/人均消费性支出（%）	人均个人现金卫生支出（元）	人均生活消费支出（元）	人均个人现金卫生支出/人均生活消费支出（%）
重庆	954.00	16573.14	5.76	482.24	5018.64	9.61
四川	675.30	15049.54	4.49	498.30	5366.71	9.29
贵州	607.42	12585.70	4.83	282.51	3901.71	7.24
云南	846.70	13883.93	6.10	362.60	4561.33	7.95
西藏	389.72	11184.33	3.48	83.00	2967.56	2.80
陕西	1122.04	15332.84	7.32	619.94	5114.68	12.12
甘肃	991.90	12847.05	7.72	398.01	4146.24	9.60
青海	839.73	12346.29	6.80	520.10	5338.91	9.74
宁夏	944.56	14067.15	6.71	492.14	5351.36	9.20
新疆	919.53	13891.72	6.62	444.15	5301.25	8.38

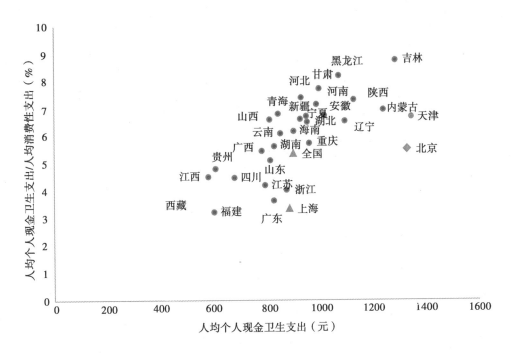

图 2-1-10　2012 年城镇居民人均个人现金卫生支出占
人均消费性支出比重国内对比

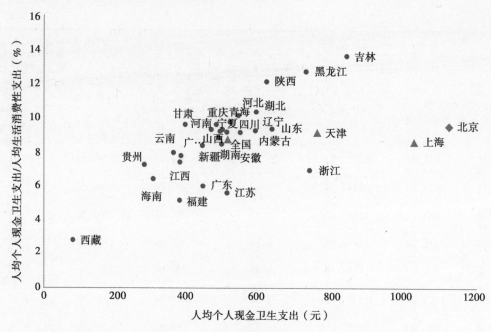

图 2-1-11   2012 年农村居民人均个人现金卫生支出占人均消费性支出比重国内对比

表 2-1-23   2012 年国内部分地区人均个人现金卫生支出占人均收入比重

地区	城镇居民			农村居民		
	人均个人现金卫生支出（元）	人均可支配收入（元）	人均个人现金卫生支出/人均可支配收入（%）	人均个人现金卫生支出（元）	人均纯收入（元）	人均个人现金卫生支出/人均纯收入（%）
全国	895.90	24564.72	3.65	513.80	7916.58	6.49
北京	1326.00	36468.75	3.64	1125.00	16475.74	6.83
天津	1341.99	29626.41	4.53	760.00	14025.54	5.42
河北	926.38	20543.44	4.51	543.75	8081.39	6.73
山西	807.00	20411.71	3.95	490.25	6356.63	7.71
内蒙古	1234.00	23150.26	5.33	588.87	7611.31	7.74
辽宁	1087.90	23222.67	4.68	548.80	9383.72	5.85
吉林	1280.70	20208.04	6.34	840.50	8598.17	9.78
黑龙江	1066.90	17759.75	6.01	727.00	8603.85	8.45
上海	880.35	40188.34	2.19	1029.00	17803.68	5.78
江苏	791.64	29676.97	2.67	511.00	12201.95	4.19
浙江	871.00	34550.30	2.52	739.30	14551.92	5.08

续表

地区	城镇居民			农村居民		
	人均个人现金卫生支出（元）	人均可支配收入（元）	人均个人现金卫生支出/人均可支配收入（%）	人均个人现金卫生支出（元）	人均纯收入（元）	人均个人现金卫生支出/人均纯收入（%）
安徽	1012.92	21024.21	4.82	510.06	7160.46	7.12
福建	601.62	28055.24	2.14	380.60	9967.17	3.82
江西	578.51	19860.36	2.91	380.45	7829.43	4.86
山东	810.15	25755.19	3.15	635.34	9446.54	6.73
河南	983.32	20442.62	4.81	468.81	7524.94	6.23
湖北	948.14	20839.59	4.55	591.87	7851.71	7.54
湖南	824.67	21318.76	3.87	497.24	7440.17	6.68
广东	820.24	30226.71	2.71	446.46	10542.84	4.23
广西	778.85	21242.80	3.67	383.90	6007.55	6.39
海南	894.20	20917.71	4.27	306.54	7408.00	4.14
重庆	954.00	22968.14	4.15	482.24	7383.27	6.53
四川	675.30	20306.99	3.33	498.30	7001.43	7.12
贵州	607.42	18700.51	3.25	282.51	4753.00	5.94
云南	846.70	21074.50	4.02	362.60	5416.54	6.69
西藏	389.72	18028.32	2.16	83.00	5719.38	1.45
陕西	1122.04	20733.88	5.41	619.94	5762.52	10.76
甘肃	991.90	17156.89	5.78	398.01	4506.66	8.83
青海	839.73	17566.28	4.78	520.10	5364.38	9.70
宁夏	944.56	19831.41	4.76	492.14	6180.32	7.96
新疆	919.53	17920.68	5.13	444.15	6393.68	6.95

（三）北京市卫生筹资与国际地区间比较 *

2011 年北京市卫生总费用占 GDP 的比重为 6.01%，人均卫生总费用 1158.19 美元，低于经济合作发展组织（OECD）成员国水平，仅略高于墨西哥，高于大部分中低收入国

---

* 由于国际数据更新比国内延后 1 年，本部分使用 2011 年数据分析。人均卫生总费用按 PPP 计算。PPP（purchasing power parity）又称相对购买力指标，是一种根据各国不同的价格水平计算出来的货币之间的等值系数。

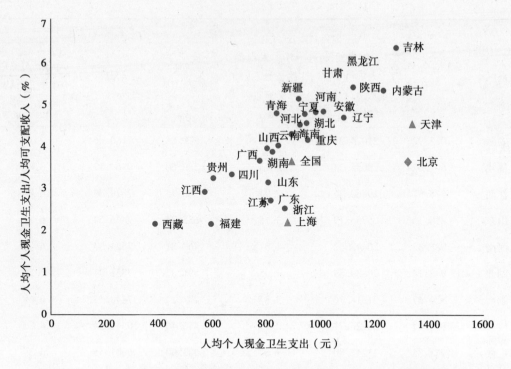

图 2-1-12　2012 年城镇居民人均个人现金卫生支出占人均可支配收入比重国内对比

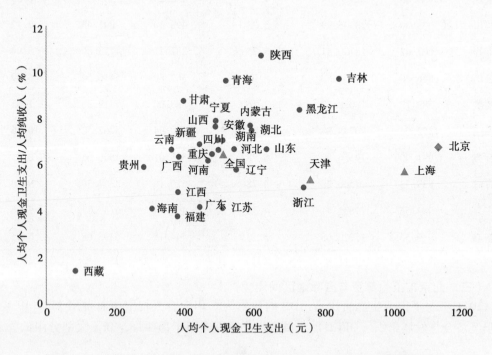

图 2-1-13　2012 年农村居民人均个人现金卫生支出占人均纯收入比重国内对比

家水平,与俄罗斯的卫生筹资水平基本一致。

北京市卫生总费用的广义政府卫生支出占总费用的比重为 66.21%,相对于 OECD 国家,北京市处于中等偏下的水平,高于韩国、墨西哥、美国和瑞士,在中低收入国家中处于中等偏上的水平,低于泰国;北京市广义政府卫生支出占 GDP 的比重为 3.98%,远低于除墨西哥外的 OECD 国家水平,与韩国接近,但在中低收入国家中处于较高水平(表 2-1-24)。

国际对比结果表明,北京市卫生筹资水平不高,但从筹资来源构成来看,广义政府卫生支出占了较大的比例,居民私人卫生支出比例较低。

表 2-1-24 2011 年北京市卫生总费用与部分国家比较

地区	卫生总费用相对于 GDP 比重(%)	人均卫生总费用(美元)	广义政府卫生支出占卫生总费用比重(%)	广义政府卫生支出相对于 GDP 比重(%)	备注
北京	6.01	1158.19	66.21	3.98	—
加拿大	11.18	4519.96	70.41	7.87	OECD 国家
芬兰	8.85	3332.16	74.79	6.62	OECD 国家
冰岛	9.38	3893.53	70.42	6.61	OECD 国家
韩国	7.21	2180.69	57.33	4.13	OECD 国家
挪威	9.07	5673.76	85.64	7.77	OECD 国家
墨西哥	6.16	940.10	49.45	3.05	OECD 国家
意大利	9.50	3129.54	77.25	7.34	OECD 国家
瑞士	10.86	5564.25	65.42	7.10	OECD 国家
法国	11.63	4085.48	76.74	8.92	OECD 国家
德国	11.06	4371.42	75.85	8.39	OECD 国家
英国	9.32	3321.67	82.70	7.71	OECD 国家
美国	17.85	8607.88	45.94	8.20	OECD 国家
日本	9.27	3174.29	80.01	7.42	OECD 国家
埃及	4.88	309.64	40.47	1.97	中低收入国家
印度	3.87	141.12	31.00	1.20	中低收入国家
伊朗	5.95	929.16	39.73	2.36	中低收入国家
蒙古	5.26	250.50	57.32	3.02	中低收入国家
俄罗斯	6.20	1316.32	59.72	3.70	中低收入国家
南非	8.52	942.50	47.70	4.06	中低收入国家
泰国	4.06	353.29	75.46	3.06	中低收入国家

按购买力平价进行国际比较,看人均卫生费用与人均 GDP 的关系,北京市在散点图内位于中等偏下的位置,说明北京市人均卫生筹资水平虽然在国内属较高水平,但从世界

范围看仍处正常偏低。从各国卫生筹资情况来看，经济水平越发达，其卫生总费用占GDP的比重也越高，而卫生总费用占GDP的比重这一指标在图2-1-14中可以表示为趋势线的斜率。因此，随着人均GDP水平的提升，国际散点图的趋势线比国内趋势线更陡直，北京市人均卫生筹资水平也落于趋势线以下。对于北京市目前的经济发展水平来说，卫生筹资还应达到更高的水平才能够达到国际平均水平。

购买力平价是一种理论汇率，是指两种或多种货币在不同国家购买相同数量和质量的商品和服务时的价格比率，用来衡量对比国之间价格水平的差异，这种理论汇率与实际汇率可能有很大的差距。在进行卫生总费用国际间比较时，采用购买力平价从某些角度来看更具合理性。

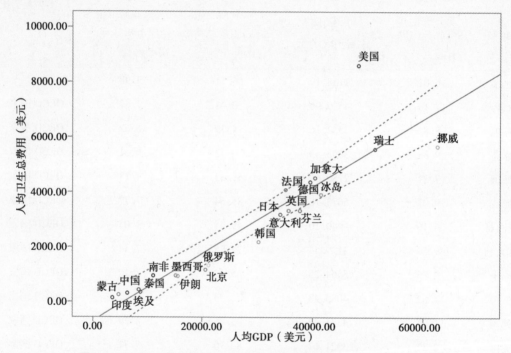

图2-1-14　2011年人均GDP与人均卫生总费用散点图趋势线（国际）

二、2012年北京市卫生总费用机构流向 *

（一）北京市卫生总费用机构流向总体情况

按全口径核算，2012年北京市卫生总费用机构流向法核算各类卫生机构的卫生费用分配总额为1761.60亿元，比2011年增长21.05%。

从总量看，流向各类机构的费用与2011年相比变化均不超过1个百分点。从费用流向构成看，流向医院的卫生费用所占比例最大，为70.78%，其中流向县医院和社区卫生

---

　*　根据国家卫生部卫生发展研究中心提供的次国家级统一核算模板，基本建设资金全部体现在"其他卫生费用"中的"社会固定资产投资"一项，因此各类机构费用流向总额中均不含基本建设资金。社区卫生服务中心含独立站及街道卫生院、乡镇卫生院。下同。

服务机构等基层机构费用比重分别比上年提高 0.10、0.21 个百分点，达 7.87%、5.63%，而流向城市医院的费用比重则降至 57.20%，为近十年来最低点；药品及其他医用品零售机构费用排在第二位，为 19.05%，比上年增长 0.87 个百分点；公共卫生机构费用所占比例为 4.31%（表 2-2-1、图 2-2-1）。

表 2-2-1 2012 年北京市卫生总费用机构流向（全口径）

机构类别	2012 年		与 2011 年比较	
	总量（亿元）	构成（%）	总量变化（%）	构成变化（%）
总计	1761.60	100.00	21.05	—
1. 医院费用	1246.77	70.78	19.88	-0.69
其中：城市医院	1007.70	57.20	18.96	-1.00
县医院	138.70	7.87	22.61	0.10
社区卫生服务中心	99.21	5.63	25.83	0.21
疗养院	1.15	0.07	14.77	0.00
2. 门诊机构费用	28.26	1.60	8.02	-0.19
3. 药品及其他医用品零售机构费用	335.52	19.05	26.87	0.87
4. 公共卫生机构费用	75.84	4.31	21.74	0.02
5. 卫生行政和医疗保险管理机构费用	18.68	1.06	15.96	-0.05
6. 其他卫生费用	56.52	3.21	22.40	0.04

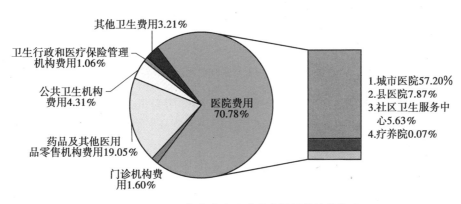

图 2-2-1 2012 年北京市卫生总费用机构流向构成

（二）北京市卫生总费用机构流向结构分析

1. 医院费用流向 从总量看，2012 年流向医院的总费用共为 1246.77 亿元，比 2011 年增长 19.88%。各类机构总量均有所增长，其中社区卫生服务中心较 2011 年增长 25.83%，增长速度最快；其次是县医院（郊区十区县）增长速度为 22.61%（表 2-2-2、图 2-2-2）。

从构成结构的变化分析，与 2011 年相比，社区卫生服务中心的比重增长较快，增加 0.38 个百分点，卫生费用流向更为合理。

表 2-2-2 2012 年医院费用流向

机构类别	2012 年		与 2011 年比较	
	总量（亿元）	构成（%）	总量变化（%）	构成变化（%）
医院费用	1246.77	100	19.88	—
1. 城市医院	1007.70	80.82	18.96	-0.62
其中：军队属	202.33	16.23	12.29	-1.10
央属（管）	301.08	24.15	24.89	0.97
市属（管）	293.40	23.53	18.03	-0.37
区属（城六区）	210.90	16.92	18.99	-0.13
2. 县医院（郊区十区县）	138.70	11.13	22.61	0.25
3. 社区卫生服务中心	99.21	7.96	25.83	0.38
4. 疗养院	1.15	0.09	14.77	0.00

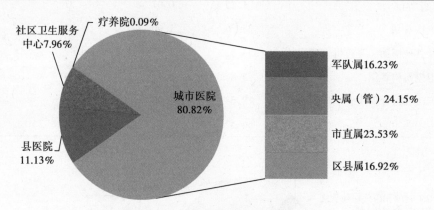

图 2-2-2 2012 年医院费用流向构成

2. 公共卫生机构费用流向 流向公共卫生机构费用为 75.84 亿元，较 2011 年增长了 21.74%，其中其他公共卫生机构增长幅度最快为 37.83%，食品与药品监督机构则下降了 24.98 个百分点（表 2-2-3）。

从构成上分析，疾病控制机构、妇幼保健机构所占比例较大，分别为 24.09% 和 27.35%（图 2-2-3）。

表 2-2-3 2012 年公共卫生机构费用流向

机构类别	2012 年		与 2011 年比较	
	总量（亿元）	构成（%）	总量变化（%）	构成变化（%）
公共卫生机构费用	75.84	100	21.74	—
1. 疾病控制机构	18.27	24.09	20.97	-0.15
2. 卫生监督机构	3.40	4.48	6.45	-0.64
3. 妇幼保健机构	20.74	27.35	32.25	2.17

续表

机构类别	2012 年		与 2011 年比较	
	总量（亿元）	构成（%）	总量变化（%）	构成变化（%）
4. 食品与药品监督机构	3.05	4.03	-24.98	-2.51
5. 计划生育机构	8.71	11.48	12.21	-0.98
6. 采供血机构	3.60	4.75	6.56	-0.68
7. 其他公共卫生机构	18.08	23.83	37.83	2.78

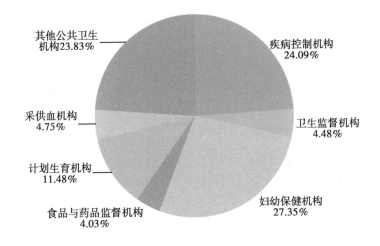

图 2-2-3　2012 年公共卫生机构费用流向构成

（三）卫生部门基本建设资金在不同卫生机构之间的配置

2012 年全社会对卫生基本建设投资达到 46 亿元，其中卫生部门机构基本建设投入为 24.32 亿元，占卫生总费用 1.38%，占全社会卫生基本建设投资的 52.86%（表 2-2-4）。

表 2-2-4　2012 年卫生部门基本建设资金

指标	1761.60
全社会卫生基本建设投资（亿元）	46.00
其中：卫生部门机构基本建设投入（亿元）	24.32
卫生部门基本建设投入占总费用比重（%）	1.38
卫生部门基本建设占全社会卫生基本建设比重（%）	52.86

2012 年北京市卫生部门基本建设资金大部分投向医院，占总额的 78.32%，其次为卫生行政和医疗保险管理机构占 15.99%，公共卫生机构占 3.88%（表 2-2-5、图 2-2-4）。

表 2-2-5　2012 年卫生部门基本建设资金在不同机构之间的配置

机构类别	基本建设资金（亿元）	基本建设资金流向（%）
总计	24.32	100.00
一、医院	19.04	78.32
1. 城市医院	17.30	71.14
其中：央属（管）	10.82	44.50
市属（管）	6.25	25.71
区县属	0.23	0.93
2. 县医院	1.74	7.17
3. 社区卫生服务中心	.00	.00
4. 疗养院	.00	.00
二、公共卫生机构	0.94	3.88
1. 疾病控制机构	0.39	1.60
2. 卫生监督机构	0.07	0.28
3. 妇幼保健机构	0.40	1.64
4. 食品与药品监督机构	.00	.00
5. 计划生育机构	.00	.00
6. 采供血机构	.00	.00
7. 其他公共卫生机构	0.09	0.37
三、卫生行政和医疗保险管理机构	3.89	15.99
四、其他卫生机构	0.44	1.80

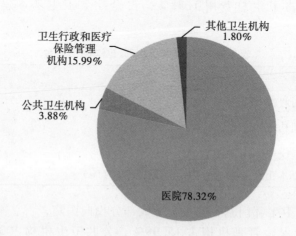

图 2-2-4　2012 年卫生部门基本建设资金
在不同机构之间的配置

（四）北京市药品费用流向分析

2012 年北京市药品费用为 809.44 亿元，药品费用占卫生总费用的 45.95%，其中县医院和社区卫生服务中心的药品费用占其费用总额的比例均超过 50%。

从构成角度分析，药品费用有 41.57% 流向了城市医院，41.45% 流向了药品及其他医用品零售机构，两者合计占药品费用的 83.02%（表 2-2-6、图 2-2-5）。

2012 年各类机构的药品费用基本都呈上涨趋势，但占总费用的比重呈下降趋势，门诊机构下降幅度明显，下降了 13.35 个百分点。

表 2-2-6　2012 年北京市药品费用流向（不含军队费用）

机构类别	2012 年			与 2011 年比较		
	总额（亿元）	占总费用百分比（%）	流向构成（%）	总额变化（%）	占总费用比重变化（%）	流向构成变化（%）
总计	809.44	45.95	100.00	20.82	-0.09	—
一、医院	461.42	37.01	57.01	17.97	-8.48	-1.37
1. 城市医院	336.44	33.39	41.57	14.58	-10.64	-2.26
其中：央属（管）	125.15	41.57	15.46	19.36	-1.92	-0.19
市属（管）	114.23	38.93	14.11	10.86	-2.52	-1.27
区县属	97.06	46.02	11.99	13.22	-2.35	-0.81
2. 县医院	69.82	50.33	8.63	21.25	-0.57	0.03
3. 社区卫生服务中心	54.77	55.20	6.77	38.20	4.94	0.85
4. 疗养院	0.39	34.30	0.05	33.22	5.08	0.01
二、门诊机构	6.24	22.09	0.77	-32.71	-13.35	-0.61
三、药品及其他医用品零售机构	335.52	100.00	41.45	26.87	0.00	1.98
四、公共卫生机构	6.25	8.24	0.77	22.83	0.07	0.01

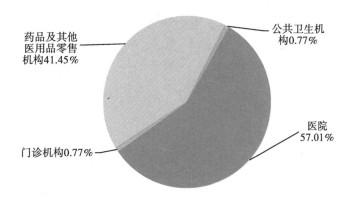

图 2-2-5　2012 年药品费用流向构成

三、2012 年北京市卫生总费用功能使用分析

通过文献整理及专家讨论意见，依据卫生总费用核算指导国际卫生账户分类标准——医疗服务功能分类（SHA2011）对目前卫生服务功能共分成 8 大类（表 2-3-1）。此 8 类指标为一级指标，下设二级和三级指标，但在此次初探过程中，未将二三级指标全部打开，本次研究结果重点分析一级指标。由于军队医疗机构细分数据可得性的影响，本部分不含军队医疗机构费用。

表 2-3-1　国际卫生账户分类标准——医疗服务功能分类 *

指标	原文对照
HC. 1 治疗服务	HC. 1 Curative
HC. 2 康复保健服务	HC. 2 Rehabilitative care
HC. 3 长期护理保健服务	HC. 3 Long-term care（hearth）
HC. 4 辅助性医疗服务	HC. 4 Ancillary services（non-specified by function）
HC. 5 药品	HC. 5 Medical goods（non-specified by function）
HC. 6 预防性服务	HC. 6 Preventive care
HC. 7 卫生管理和健康保险	HC. 7 Governance，and health system and financing administration
HC. 9 其他医疗服务	HC. 9 Other health care service not elsewhere classified（n. e. c.）

按扣除军队卫生费用的口径核算，2012 年北京市卫生费用的各项功能使用费用中，治疗服务的使用量最高，占使用总量的 65.61%，预防性服务所占比重仅为 5.05%（表 2-3-2）。

北京市拥有的医疗资源等条件，在京就医购药的外来居民产生的医疗卫生费用较高，因此将外来人员产生的费用剔除，分析北京市常住居民的卫生总费用功能使用总量情况。2012 年，扣除外来就医购药费用后，各项功能的构成情况稍有变化，其中治疗与药品分别下降 2.48 和 1.01 个百分点，而其他项服务功能所占比例均有上升，其中预防性服务的比例达到了 6.45%（图 2-3-1、图 2-3-2）。

表 2-3-2　2012 年北京市卫生总费用按功能分类构成

功能类别	全口径构成（%）	不含外来就医购药费用构成（%）
功能法核算总计	100.00	100.00
HC. 1 治疗服务	65.61	63.13
HC. 2 康复保健服务	0.87	1.11
HC. 3 长期护理保健服务	0.08	0.10
HC. 4 辅助性医疗服务	0.17	0.22
HC. 5 药品	21.84	20.83
HC. 6 预防性服务	5.05	6.45
HC. 7 卫生管理和健康保险	1.15	1.47
HC. 9 其他医疗服务	5.22	6.68

* 来源于《国际卫生总费用指导手册》第 2 版（SHA2011）。

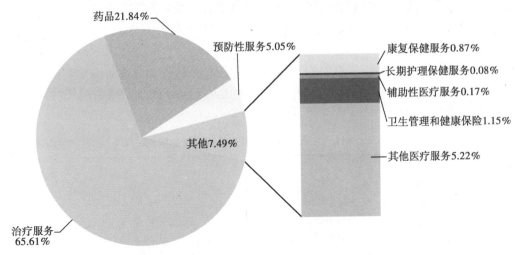

图 2-3-1　2012 年北京市卫生总费用按功能分类构成

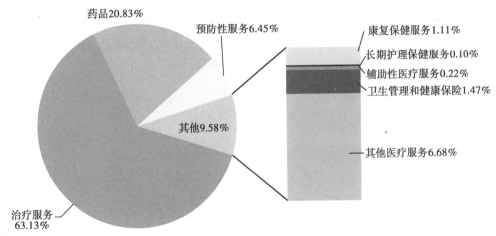

图 2-3-2　2012 年北京市卫生总费用按功能分类构成（除外来就医购药人员费用）

四、北京市卫生总费用预测

2010 年，WHO 提出广义政府卫生支出占 GDP 的比重达到 5% 的国家通常可以实现全民覆盖，并且只有当患者直接支付费用降低到卫生总费用的 15%～20%，经济困难和贫穷发生的机会才能降低到可以忽略的水平。

如果将达到 WHO 提出目标的时间设定在 2015 年，表"北京市卫生总费用及相关指标预测"列出了广义政府卫生支出以及个人现金卫生支出每年应保持的理论数值。与政府有关的卫生支出可提前计划调控，而个人现金卫生支出的调整较为困难，只能在政策推行之后通过相关数据的收集来分析政策的作用程度。

若 GDP 以目前的速度（年均 9.07%）增长，按国际口径要达到设定目标，广义政府卫生支出的年均增长速度应达到 12.57%。按国内口径，并假定政府卫生支出占广义政府卫生支出的比重为 40%，则政府卫生支出的年均增长速度应达到 13.14%，至 2015 年政府卫生总投入应达到 463.98 亿元。若 GDP 的增速放缓，假定在年均 8% 的水平，则政府卫生支出的年均增长速度应保持在 12.03%，至 2015 年政府卫生总投入应达到 450.46 亿元。

假设卫生总费用按目前的速度增长，个人现金卫生支出占总费用的比重若控制在理想目标的下限 15%，则至 2015 年应控制在 275.09 亿元；若想将其控制在理想目标的上限 20%，则至 2015 年就应不高于 366.78 亿元（表 2-4-1）。

表 2-4-1 北京市卫生总费用及相关指标预测 单位：亿元

年份	广义政府卫生支出（国际口径）预测值		政府卫生支出（国内口径）预测值		个人现金卫生支出预测值	
	GDP 按年均 9.07% 增长	GDP 按年均 8% 增长	GDP 按年均 9.07% 增长	GDP 按年均 8% 增长	个人现金卫生支出占总费用比重目标值为 20%	个人现金卫生支出占总费用比重目标值为 15%
2012	813.17	813.17	320.40	320.40	268.65	268.65
2013	915.38	906.40	362.49	358.93	298.03	270.78
2014	1030.43	1010.31	410.11	402.10	330.62	272.92
2015	1159.95	1126.14	463.98	450.46	366.78	275.09
年均增长速度	12.57%	11.46%	13.14%	12.03%	10.94%	0.79%

五、主要结论与建议

（一）主要结论

1. 2012 年北京市卫生总费用总额持续增长，社会卫生支出较快增加。

2012 年北京市卫生总费用筹资总额为 1190.01 亿元，按可比价格计算，比上年增长 19.21%，增长速度远高于 GDP 的增长速度。2012 年北京市人均卫生总费用 5750.79 元，人均筹资水平高于其他直辖市，且在全国也处于领先水平。

社会卫生支出增长速度快于卫生总费用增长速度。2012 年社会卫生支出增长速度达到 29.82%，高于卫生总费用的增长速度。社会卫生支出占卫生总费用比重达 50.50%，比上年提高 4.13 个百分点，为 2000 年以来最高水平。社会卫生支出占卫生总费用的比重逐年提高，符合经济发达地区特性，该指标的改善反映出北京市的经济持续发展促进了以医疗保险筹资为主的社会筹资能力的提高。

2. 国际口径的广义政府卫生支出占 GDP 的比重稳步上升。

按卫生总费用国际口径，2012 年北京市广义政府卫生支出占 GDP 的比重比上年提高 0.57 个百分点，达 4.55%，稳步向 WHO 提出的 5% 的目标前进，为实现卫生筹资的全民覆盖打下基础。

3. 北京市卫生总费用筹资结构持续优化，个人现金卫生支出占比明显下降。

2012 年北京市卫生总费用筹资总额中政府、社会、个人现金卫生支出所占比重分别为 26.92%、50.50%、22.58%。其中，政府筹资总额为 320.40 亿元，比上年增加 44.92 亿元；社会筹资总额为 600.96 亿元，比上年增加 147.80 亿元；个人现金卫生支出 268.65 亿元，比上年增加 20.03 亿元。以上筹资结构中，社会筹资总额增量较大是由于 2012 年本市将农民工纳入医保和提高社保缴费比例所致，个人现金卫生支出增量则明显下降，在筹资总额中所占比重为 2000 年以来最低水平，且已经提前实现北京市"十二五"规划低于 25% 的目标。更是提前实现了原国家卫生部提出的要在"十二五"末降到 30% 的目标。

4. 政府卫生支出的增速快于北京市公共财政预算支出和 GDP 的增速。

2012 年北京市卫生总费用增长速度快于 GDP 增长速度，卫生消费弹性系数为 2.49。北京市卫生总费用占 GDP 的比重升至 6.66%，为有测算数据的 2000 年以来最高水平，说明北京地区全社会对卫生的投入水平逐步提高。政府卫生支出增长速度快于地方公共财政预算支出增长速度，政府卫生投入对公共财政预算支出的弹性系数为 1.21。政府卫生支出占地方公共财政预算支出的比重为 8.07%，比上年提高 0.16 个百分点。

受社会卫生支出增长迅速的影响，政府卫生支出增长速度慢于卫生总费用增长速度，政府卫生支出占卫生总费用比重为 26.92%，比上年下降了 1.27 个百分点。

5. 基层卫生机构的费用比重持续上升，卫生总费用机构流向日趋合理。

从卫生总费用机构流向构成来看，流向县医院和社区卫生服务机构等基层机构费用的比重继续上升，分别比上年提高 0.10、0.21 个百分点，达 7.87%、5.63%，而流向城市医院费用的比重呈现较明显的下降趋势，比 2011 年下降 1.00 个百分点，为近十年以来最低水平，机构流向日趋合理。

（二）主要建议

1. 提高对广义政府卫生支出指标的关注度。

其他国家卫生筹资的经验表明，健全的卫生筹资系统以政府投入或社会医疗保障为主或两者兼有，仅以政府卫生支出的增长情况来评价一个地区卫生筹资的公平合理性并不全面。国际口径的广义政府卫生支出则主要包括狭义政府投入和社会医疗保障支出，以广义政府卫生支出为主体的评价指标能够更全面合理的考量一个地区的卫生筹资情况，如广义政府卫生支出占 GDP 的比重，北京市受社会医疗保障增长迅速的影响，政府卫生支出占卫生总费用比重并非一直上升，但广义政府卫生支出则保证了持续的上升，这是符合北京市社会经济发展现状要求的。

2. 深入研究卫生总费用及广义政府卫生支出增长的合理值。

近十年随着整个经济的高速发展及医改政策的实施，广义政府卫生支出、政府卫生支出、社会卫生支出等卫生总费用评价指标也一直保持着快速增长，但随着经济增长逐步放缓，卫生总费用评价指标在持续增长后可能会在未来一段时间内稳定在一个合理的数值，且要求卫生总费用评价指标永远保持快速增长是不合理也不可行的。因此，确定北京市卫生总费用各项评价指标稳定的合理值将是下一步研究的重点之一。

3. 加大基层医疗卫生机构的建设力度。

基层卫生机构的费用比重近年来虽然保持持续上升趋势，但仍处于较低水平，应通过加大财政投入力度和适当调整投入方向，加大对基层医疗卫生机构人才吸引和能力建设的支持力度，加大医疗保障对基层医疗卫生服务利用的引导力度，加快推进医联体建设，促进优质医疗资源纵向流动，加强对"急慢分治、分级医疗"体系及康复护理体系的建设与研究，尽早实现基层首诊、分级医疗的有序就医模式，引导居民合理就医。

第三部分

2000—2012 年北京市卫生总费用时间序列研究

一、2000—2012 年北京市卫生总费用筹资来源变化趋势[*]

（一）筹资总额变化趋势

北京市卫生总费用来源法总额从 2000 年到 2012 年 13 年间呈逐年递增趋势。全口径核算结果从 2000 年的 172.93 亿元增长到 2012 年的 1221.25 亿元，按可比价格计算年平均增长速度为 13.18%。扣除财政对军队医疗机构的投入结果来看，筹资总额的变化与全口径结果基本一致，按可比价格计算年平均增长速度为 13.28%。

从按可比价格计算的环比增长速度来看，无论是全口径核算结果还是扣除财政对军队医疗机构投入的结果，2001、2002、2003、2005、2008、2012 年的增长较快，增长速度均在 14% 以上（表 3-1-1、图 3-1-1）。

表 3-1-1 2000—2012 年北京市卫生总费用来源法总额及变化趋势

年份	全口径			不含财政对军队医疗机构投入		
	总额 （亿元）	可比价格 （亿元）	环比增长 速度（%）	总额 （亿元）	可比价格 （亿元）	环比增长 速度（%）
2000	172.93	172.93	—	166.72	166.72	—
2001	208.36	198.45	14.76	201.12	191.55	14.89
2002	270.81	247.05	24.49	262.36	239.33	24.95
2003	324.03	282.97	14.54	314.16	274.35	14.63
2004	368.71	304.90	7.75	357.19	295.38	7.67
2005	446.24	358.11	17.45	432.80	347.32	17.59
2006	513.10	399.49	11.55	497.41	387.27	11.50

---

[*] ①可比价格均以 2000 年为基期；②增长速度均按照以 2000 年为基期的可比价格计算。下同。

续表

年份	全口径			不含财政对军队医疗机构投入		
	总额（亿元）	可比价格（亿元）	环比增长速度（%）	总额（亿元）	可比价格（亿元）	环比增长速度（%）
2007	541.51	397.99	-0.37	523.20	384.54	-0.71
2008	689.65	490.04	23.13	668.52	475.03	23.53
2009	714.55	511.77	4.43	689.60	493.90	3.97
2010	855.46	582.01	13.72	814.74	554.30	12.23
2011	1018.58	650.55	11.78	977.26	624.16	12.60
2012	1221.25	763.69	17.39	1190.01	744.15	19.22
年均增长速度	—	—	13.18	—	—	13.28

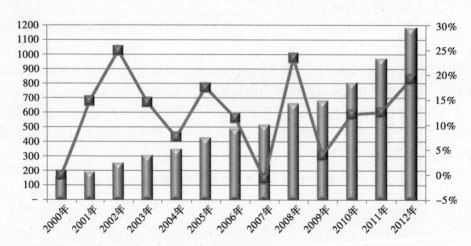

图 3-1-1　2000—2012 年北京市卫生总费用筹资总额（不含军队）及其增长速度
卫生总费用筹资总额（亿元）；　卫生总费用环比增长速度

（二）筹资构成变化趋势

按照扣除财政对军队医疗机构投入的核算结果，北京市卫生总费用筹资中，政府、社会、个人卫生支出绝对值上都呈逐年上升的趋势，政府卫生支出从 2000 年的 34.70 亿元增长到 2012 年的 320.40 亿元，社会卫生支出从 2000 年的 61.78 亿元增长到 2012 年的 600.96 亿元，个人卫生支出从 2000 年的 70.25 亿元增长到 2012 年的 268.65 亿元。按 2000 年为基期的可比价格算，政府卫生支出、社会卫生支出、个人现金卫生支出年均增长速度分别为 15.73%、16.24%、7.54%。

从政府、社会、个人卫生支出占总费用的百分比构成情况来看，政府卫生支出占总费用的比重在 2002 年降至最低值 18.49%。同一年，个人现金卫生支出占卫生总费用的比重达到最高值 43.54%。自 2003 年开始，个人现金卫生支出所占比重呈逐步下降趋势，且低于社会卫生支出比重，2012 年降至 22.58%；而政府卫生支出所占比重则逐年上升，政府在卫生事业发展中发挥了越来越重要的作用，在 2009 年达到最高值 29.17%，2009 年之后稳中有降，2012 年达到 26.92%；社会卫生支出从 2003 年以后一直是比重最高的筹资来源，其所占比重在 2006 年有所下降，主要是受当年启动城镇居民医疗保险、政府投入增长过快的影响，2012 年社会卫生支出所占比重达到了历史最高值 50.50%（表 3-1-2、表 3-1-3）。

总体来看，2003 年以来，政府逐年加大了对卫生事业的投入，社会保障力度逐步加强，北京市居民看病就医的个人自付比重逐年减少（图 3-1-2 到图 3-1-6）。

表 3-1-2 2000—2012 年北京市卫生总费用筹资总额及构成（不含军队）

年份	总额（亿元）					构成（%）				
	总计	政府卫生支出		社会卫生支出	个人现金卫生支出	总计	政府卫生支出		社会卫生支出	个人现金卫生支出
		合计	其中：北京市				合计	其中：北京市		
2000	166.72	34.70	32.16	61.78	70.25	100.00	20.81	19.29	37.05	42.13
2001	201.12	45.28	39.09	73.18	82.65	100.00	22.52	19.44	36.39	41.10
2002	262.36	48.51	43.83	99.61	114.23	100.00	18.49	16.71	37.97	43.54
2003	314.16	65.80	58.43	132.04	116.33	100.00	20.94	18.60	42.03	37.03
2004	357.19	69.35	62.24	150.72	137.12	100.00	19.41	17.42	42.20	38.39
2005	432.80	85.73	78.88	187.84	159.22	100.00	19.81	18.23	43.40	36.79
2006	497.41	115.89	107.45	208.00	173.52	100.00	23.30	21.60	41.82	34.88
2007	523.20	142.03	130.75	212.00	169.17	100.00	27.15	24.99	40.52	32.33
2008	668.52	180.01	161.38	271.26	217.25	100.00	26.93	24.14	40.58	32.50
2009	689.60	201.14	180.63	296.25	192.21	100.00	29.17	26.19	42.96	27.87
2010	814.74	226.84	206.98	385.10	202.80	100.00	27.84	25.40	47.27	24.89
2011	977.26	275.48	256.54	453.16	248.62	100.00	28.19	26.25	46.37	25.44
2012	1190.01	320.40	297.57	600.96	268.65	100.00	26.92	25.01	50.50	22.58

表 3-1-3 2000—2012 年北京市卫生总费用筹资总额及变化（不含军队/可比价格）

年份	总额（亿元）					环比增长速度（%）				
	总计	政府卫生支出		社会卫生支出	个人现金卫生支出	总计	政府卫生支出		社会卫生支出	个人现金卫生支出
		合计	其中：北京市				合计	其中：北京市		
2000	166.72	34.70	32.16	61.78	70.25	—	—	—	—	—
2001	191.55	43.13	37.23	69.70	78.72	14.89	24.31	15.78	12.83	12.06
2002	239.33	44.26	39.99	90.87	104.21	24.95	2.61	7.40	30.37	32.38

续表

年份	总额（亿元）					环比增长速度（%）				
	总计	政府卫生支出		社会卫生支出	个人现金卫生支出	总计	政府卫生支出		社会卫生支出	个人现金卫生支出
		合计	其中：北京市				合计	其中：北京市		
2003	274.35	57.46	51.03	115.30	101.59	14.63	29.84	27.61	26.88	-2.51
2004	295.38	57.35	51.47	124.64	113.39	7.67	-0.20	0.87	8.10	11.62
2005	347.32	68.80	63.30	150.75	127.78	17.59	19.97	22.99	20.95	12.69
2006	387.27	90.23	83.66	161.94	135.10	11.50	31.14	32.15	7.43	5.73
2007	384.54	104.39	96.10	155.82	124.33	-0.71	15.69	14.87	-3.78	-7.97
2008	475.03	127.91	114.67	192.75	154.37	23.53	22.54	19.32	23.70	24.16
2009	493.90	144.06	129.37	212.18	137.66	3.97	12.62	12.82	10.08	-10.82
2010	554.30	154.33	140.82	262.00	137.97	12.23	7.13	8.85	23.48	0.22
2011	624.16	175.94	163.85	289.43	158.79	12.60	14.00	16.35	10.47	15.09
2012	744.15	200.36	186.08	375.80	167.99	19.22	13.88	13.57	29.84	5.80
年均增长速度（%）	—	—	—	—	—	13.28	15.73	15.75	16.24	7.54

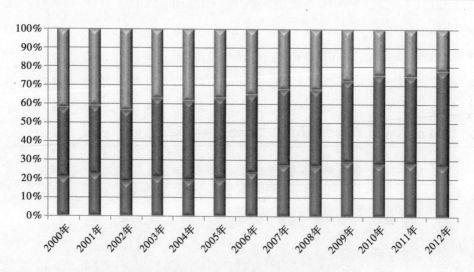

图 3-1-2　2000—2012 年北京市卫生总费用筹资构成（不含军队）
■政府卫生支出；■社会卫生支出；■个人现金卫生支出

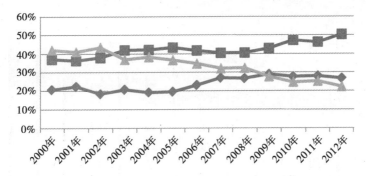

图 3-1-3 2000—2012 年北京市政府、社会、个人卫生支出构成变化情况

—◆—政府卫生支出（%）；—■—社会卫生支出（%）；—▲—个人现金卫生支出（%）

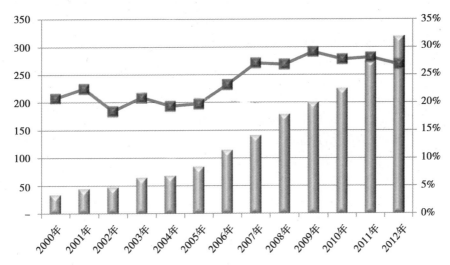

图 3-1-4 2000—2012 年北京市政府卫生支出及比重

政府卫生支出（亿元）；—■—政府卫生支出（%）

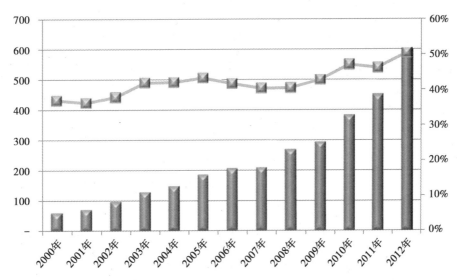

图 3-1-5 2000—2012 年北京市社会卫生支出及比重

社会卫生支出（亿元）；—■—社会卫生支出（%）

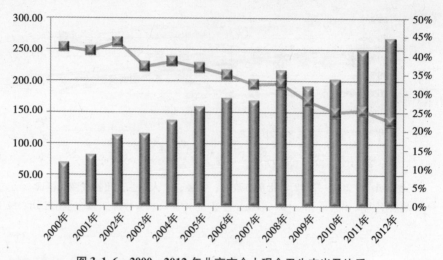

图 3-1-6   2000—2012 年北京市个人现金卫生支出及比重

▭ 个人现金卫生支出（亿元）；▬ 个人现金卫生支出（%）

（三）主要评价指标变化趋势

1. 人均卫生总费用   北京市人均卫生总费用呈逐年增长趋势，从可比价格来看，仅在 2007 年略有降低，年均增长速度为 9.41%。按可比价格计算，北京市人均政府卫生支出、人均社会卫生支出、人均个人现金卫生支出的年均增长速度分别为 11.78%、12.27% 和 3.86%。人均政府卫生支出和人均社会卫生支出增长较快，人均个人现金卫生支出在 2006 年以及 2009 年之后有比较明显的下降（表 3-1-4、表 3-1-5）。

从整体变化趋势来看，人均政府卫生支出逐年增长，2009 年起超过人均个人现金卫生支出；2003 年以来，人均社会卫生支出始终高于人均政府卫生支出和人均个人现金卫生支出，并且在 2007 年以后迅速增长；2009 年之后，人均个人现金卫生支出低于人均社会卫生支出和人均政府卫生支出，保持在相对较低水平（图 3-1-7）。

表 3-1-4   2000—2012 年北京市人均卫生总费用及卫生总费用占 GDP 的比重

| 年份 | 人均卫生总费用（元） | | | | 卫生总费用占 GDP 的比重（%） |
| | 合计 | 其中： | | | |
		人均政府卫生支出	人均社会卫生支出	人均个人现金卫生支出	
2000	1222.65	254.44	453.05	515.16	5.27
2001	1452.00	326.93	528.35	596.72	5.42
2002	1843.45	340.87	699.93	802.64	6.08
2003	2157.13	451.79	906.59	798.75	6.27
2004	2392.92	464.58	1009.72	918.62	5.92
2005	2814.05	557.42	1221.36	1035.27	6.21
2006	3146.20	733.01	1315.65	1097.55	6.13

续表

| 年份 | 人均卫生总费用（元） | | | | 卫生总费用占GDP的比重（%） |
| | 合计 | 其中: | | | |
		人均政府卫生支出	人均社会卫生支出	人均个人现金卫生支出	
2007	3203.90	869.73	1298.25	1035.93	5.31
2008	3944.09	1062.02	1600.37	1281.70	6.01
2009	3929.35	1146.08	1688.06	1095.21	5.67
2010	4152.82	1156.24	1962.91	1033.67	5.77
2011	4841.29	1364.70	2244.95	1231.64	6.01
2012	5750.79	1548.36	2904.17	1298.26	6.66

表 3-1-5　2000—2012 年北京市人均卫生总费用（可比价格）

| 年份 | 合计（元） | 其中: | | |
		人均政府卫生支出	人均社会卫生支出	人均个人现金卫生支出
2000	1222.65	254.44	453.05	515.16
2001	1382.94	311.38	503.22	568.34
2002	1681.67	310.96	638.50	732.20
2003	1883.75	394.53	791.70	697.52
2004	1978.83	384.18	834.99	759.65
2005	2258.28	447.33	980.14	830.81
2006	2449.53	570.70	1024.32	854.51
2007	2354.78	639.22	954.18	761.38
2008	2802.53	754.63	1137.17	910.73
2009	2814.26	820.84	1209.01	784.40
2010	2825.34	786.64	1335.45	703.25
2011	3092.06	871.62	1433.82	786.63
2012	3596.16	968.24	1816.08	811.84
年均增长速度（%）	9.41	11.78	12.27	3.86

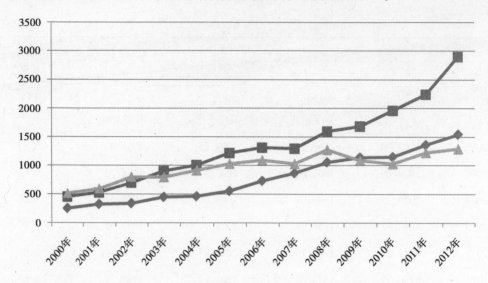

图 3-1-7 2000—2012 年不同筹资来源人均费用

◆— 人均政府卫生支出（元）；■— 人均社会卫生支出（元）；▲— 人均个人现金卫生支出（元）

2. 卫生总费用占 GDP 的比重　北京市卫生总费用占 GDP 的比重从 2000 年的 5.27% 增长到 2012 年的 6.66%，其中，2002、2003、2005、2006、2008、2011 和 2012 年比例较大，均超过 6%（图 3-1-8）。

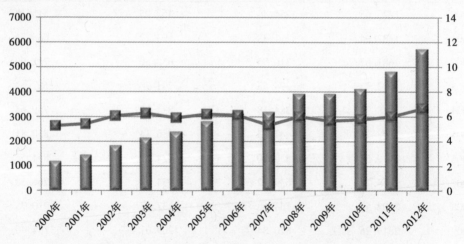

图 3-1-8 2000—2012 年北京市人均卫生总费用及卫生总费用占 GDP 的比重

▨ 人均卫生总费用（元）；■— 卫生总费用占 GDP 的比重（%）

3. 卫生消费弹性系数　2001—2012 年北京市卫生消费弹性系数呈周期性波动。2001、2002、2003、2005、2008、2010、2011 和 2012 年的卫生消费弹性系数大于 1，即在这几年北京市卫生总费用的增长快于北京市 GDP 的增长速度，而在 2004、2006、2009 年卫生消费弹性系数小于 1，则表示这几年北京市卫生总费用的增长慢于北京市 GDP 的增长速度，2007 年卫生消费弹性系数为负数则是由于 2007 年北京市卫生总费用出现了负增长（图 3-1-9）。

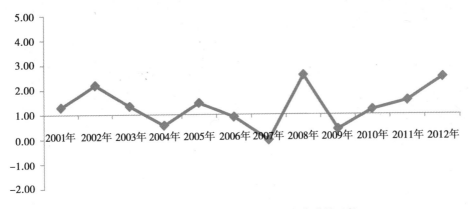

图 3-1-9 2001—2012 年北京市卫生消费弹性系数

4. 城乡居民个人医疗现金卫生支出评价指标 2000—2012 年北京市城镇居民人均个人现金卫生支出占人均可支配收入的比重、人均个人医疗卫生支出占人均消费性支出的比重这两者的变化趋势基本一致（图 3-1-10、图 3-1-11）。2000—2002 年这三年间这两个比重逐步上升，到 2002 年到达最高点，城镇居民实际就医负担较重，在 2002 年之后，这两个指标开始缓步下降，城镇居民就医负担逐步减轻。虽然在 2008 年和 2011 年两个指标略有回升，但城镇居民就医负担总体呈下降趋势。

2000—2012 年北京市农村居民人均个人现金卫生支出占人均纯收入、人均生活消费支出的比重两者的变化趋势基本一致，并且变化幅度较小。虽然 2009 年两个指标开始有缓步回落的迹象，但整体来看，农村居民就医负担总体呈上升趋势。

从城乡对比来看，居民人均个人现金卫生支出占人均收入和人均支出比重两个指标均表明，城镇居民就医负担总体呈下降趋势，农村居民就医负担总体呈上升趋势，北京市城乡居民就医负担的差距逐渐拉大。

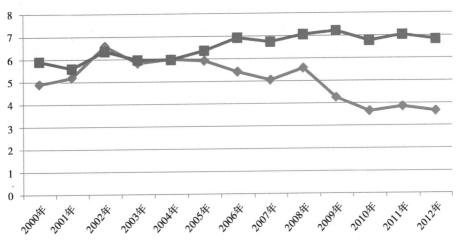

图 3-1-10 2000—2012 年北京城乡居民个人现金卫生支出占
收入的百分比

→ 城镇居民人均个人现金卫生支出/人均可支配收入（%）

■ 农村居民人均个人现金卫生支出/人均纯收入（%）

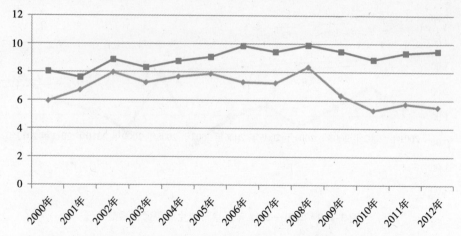

图 3-1-11　2000—2012 年北京城乡居民个人现金卫生支出占支出的百分比

城镇居民人均个人医疗卫生支出/人均消费性支出（%）

农村居民人均医疗保健支出/人均生活消费支出（%）

（四）政府卫生投入变化趋势

2003—2012 年，北京市政府卫生支出占地方公共财政预算支出的百分比除 2004 年外，其余都在 7% 以上，其中 2006 年此比重最高，为 8.29%，而 2005、2006、2008、2011 和 2012 年政府卫生投入增长快于地方公共财政预算支出，其余年份政府卫生投入增速慢于地方公共财政预算支出。政府卫生支出占卫生总费用的比重除了 2004、2005 年低于 20% 外，其余年份均高于 20%，且呈上升趋势。自 2007 年开始，其比重均在 26% 以上。政府卫生支出占 GDP 的比重从 2003—2012 年总体呈上升趋势，从 2003 年的 1.31% 增至 2012 年的 1.79%。总体而言，北京市政府卫生投入呈总体上升趋势，政府重视卫生事业的发展，不断加大卫生投入（表 3-1-6）。

表 3-1-6　2003—2012 年北京市卫生总费用政府卫生支出评价

年份	政府卫生支出占地方公共财政预算支出百分比（不含央属机构）（%）	政府卫生投入增长幅度/地方公共财政预算支出增长幅度（%）	政府卫生支出占卫生总费用百分比（%）			政府卫生支出占GDP的比重（%）	
			合计	其中：对市级投入	对区县投入	合计	其中：北京市
2003	7.95	—	20.94	9.57	8.99	1.31	1.17
2004	6.93	0.05	19.41	8.78	8.59	1.15	1.03
2005	7.45	1.60	19.81	10.27	9.54	1.23	1.13
2006	8.29	1.70	23.30	7.13	5.85	1.43	1.32
2007	7.93	0.74	27.15	11.30	13.18	1.44	1.33
2008	8.24	1.30	26.93	10.14	13.21	1.62	1.45
2009	7.79	0.66	29.17	10.54	15.03	1.66	1.49
2010	7.62	0.78	27.84	9.64	14.80	1.61	1.47
2011	7.91	1.35	28.19	10.21	15.89	1.70	1.58
2012	8.07	1.21	26.92	10.36	14.69	1.79	1.66

（五）社会医疗保障变化趋势

2000—2012年，北京市社会医疗保障经费年均增长速度16.26%，其中新型农村合作医疗经费的增长速度最快，达33.96%，社会医疗保障经费占卫生总费用比重也呈上升趋势，从2000年的37.34%增长到2012年的51.03%（表3-1-7）。

从构成来看，城镇职工基本医疗保险经费和新型农村合作医疗经费所占比重增长较快（表3-1-8、图3-1-12）。

表3-1-7 2000—2012年北京市社会医疗保障经费

年份	社会医疗保障经费（亿元）	其中：				社会医疗保障经费占卫生总费用百分比（%）
		城镇职工基本医疗保险	城镇居民基本医疗保险	新型农村合作医疗	城乡医疗救助	
2000	62.26	14.21	—	—	—	37.34
2001	75.65	20.45	—	—	—	37.61
2002	84.85	39.95	—	—	—	32.34
2003	112.76	65.29	—	—	—	35.89
2004	136.77	84.41	—	1.46	—	38.29
2005	169.40	94.10	—	1.49	—	39.14
2006	188.64	117.39	—	1.78	—	37.92
2007	215.37	133.96	4.30	6.00	0.56	41.16
2008	264.97	172.77	5.60	9.07	0.72	39.63
2009	294.40	189.97	5.58	11.79	0.51	42.69
2010	388.94	269.22	8.13	15.58	0.74	47.74
2011	470.31	338.80	9.03	17.91	1.09	48.13
2012	607.25	460.97	9.49	20.04	0.85	51.03
年均增长速度（%）	16.26	28.51	13.41	33.96	5.26	—

表3-1-8 2000—2012年北京市社会医疗保障经费构成

年份	社会医疗保障经费（%）	其中：			
		城镇职工基本医疗保险（%）	城镇居民基本医疗保险（%）	新型农村合作医疗（%）	城乡医疗救助（%）
2000	100	22.82	—	—	—
2001	100	27.03	—	—	—
2002	100	47.08	—	—	—

续表

年份	社会医疗保障经费（%）	其中：			
		城镇职工基本医疗保险（%）	城镇居民基本医疗保险（%）	新型农村合作医疗（%）	城乡医疗救助（%）
2003	100	57.90	—		—
2004	100	61.72	—	1.07	—
2005	100	55.55	—	0.88	—
2006	100	62.23		0.94	
2007	100	62.20	2.00	2.79	0.26
2008	100	65.21	2.11	3.42	0.27
2009	100	64.53	1.90	4.01	0.17
2010	100	69.22	2.09	4.01	0.19
2011	100	72.04	1.92	3.81	0.23
2012	100	75.91	1.56	3.30	0.14

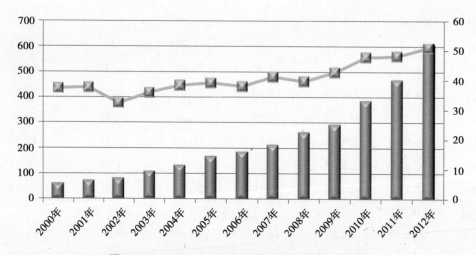

图 3-1-12   2000—2012 年北京市社会医疗保障经费

▬ 社会医疗保障经费（亿元）

▬ 社会医疗保障经费占卫生总费用百分比（%）

（六）国内卫生筹资变化趋势对比 *

1. 卫生筹资总额变化趋势对比　北京市卫生总费用总体增长变化的趋势与全国、天津、上海的增长变化趋势基本一致，年均增长速度要高于全国水平，2000—2012 年北京市平均增长速度为 17.8%，高于全国的 16.22%（表 3-1-9、图 3-1-13）。

---

* 本部分增长速度使用当年价格计算

表 3-1-9　2000—2012 年北京市卫生总费用评价指标与全国对比

年份	人均卫生总费用（元）		卫生总费用占 GDP 的比重（%）		卫生消费弹性系数	
	北京	全国	北京	全国	北京	全国
2000	1222.65	361.88	5.27	4.62	—	—
2001	1452.00	393.80	5.42	4.58	1.27	0.89
2002	1843.45	450.75	6.08	4.81	2.18	1.60
2003	2157.13	509.50	6.27	4.85	1.32	1.08
2004	2392.92	583.92	5.92	4.75	0.54	0.77
2005	2814.05	662.30	6.21	4.68	1.45	0.87
2006	3146.20	748.84	6.13	4.55	0.88	0.75
2007	3203.90	875.96	5.31	4.35	−0.05	0.65
2008	3944.09	1094.52	6.01	4.63	2.58	1.72
2009	3929.35	1314.26	5.67	5.15	0.39	2.32
2010	4152.82	1490.06	5.77	4.98	1.19	0.66
2011	4841.29	1806.95	6.01	5.15	1.56	1.41
2012	5750.79	2076.67	6.66	5.41	2.49	1.73

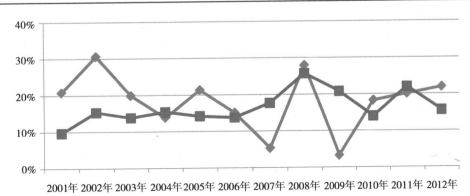

图 3-1-13　2000—2012 年北京市卫生总费用增长速度与全国比较
◆─北京；■─全国

2. 人均卫生总费用变化趋势对比　北京市人均卫生总费用远高于全国的平均水平，但年均增长速度为 13.33%，略低于全国 15.74% 的增速。2000 年北京市人均卫生总费用是 1222.65 元，是全国人均水平的 3.38 倍，2012 年北京市人均卫生总费用为 5750.79 元，是全国人均水平的 2.80 倍（图 3-1-14）。

3. 卫生总费用占 GDP 的比重变化趋势对比　北京市卫生总费用占 GDP 的比重每年均高于全国的平均水平，其发展变化的趋势与全国水平基本一致（图 3-1-15）。

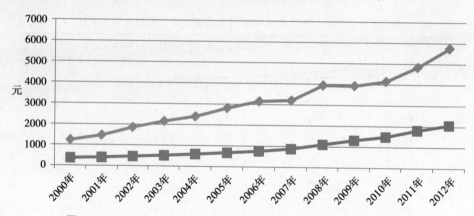

图 3-1-14 2000—2012 年北京及全国人均卫生总费用变化趋势对比
━◆━ 北京; ━■━ 全国

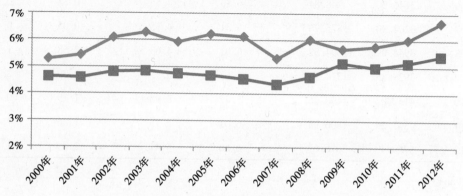

图 3-1-15 2000—2012 年北京及全国卫生总费用占 GDP 的比重
━◆━ 北京; ━■━ 全国

4. 卫生消费弹性系数变化趋势对比 北京市卫生消费弹性系数波动较大,并且波动幅度要大于全国水平。13 年间,北京市有 7 年的卫生消费弹性系数大于 1,全国仅有 5 年,北京有更多年份卫生总费用的增长要快于 GDP 的增长,但北京市卫生总费用于 2007 年出现负增长,卫生消费弹性系数出现负值。2008 年北京市卫生消费弹性系数相对于国家水平来说显得很高,卫生总费用增长迅速,这可能与 2008 年北京奥运会的举办有一定关系(图 3-1-16)。

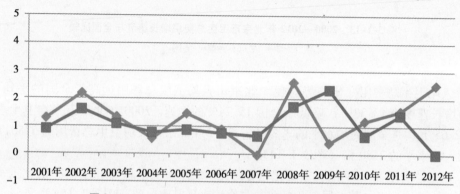

图 3-1-16 2001—2012 年北京及全国卫生消费弹性系数
━◆━ 北京; ━■━ 全国

（七）国际口径变化趋势

北京市广义政府卫生支出从 2000 年的 82.33 亿元增长到 2012 年的 813.17 亿元，年平均增长速度为 16.38%，其中社会保障支出和狭义政府卫生支出的年平均增长速度分别是 19.84%、10.97%。私人卫生支出从 2000 年的 84.39 亿元增长到 2012 年的 376.84 亿元，年平均增长速度为 8.93%，远低于广义政府卫生支出的年均增长速度，其中商业健康保健增长速度较快，为 16.55%，个人现金卫生支出的年均增长速度最低，为 7.54%（表 3-1-10）。

表 3-1-10　2000—2012 年北京市卫生总费用筹资总额（不含军队/国际口径）

年份	总额（亿元）	广义政府卫生支出（亿元）			私人卫生支出（亿元）		
		合计	其中：		合计	其中：	
			社会保障卫生支出	狭义政府卫生支出		商业健康保险	个人现金卫生支出
2000	166.72	82.33	43.24	36.72	84.39	7.97	70.25
2001	201.12	103.36	52.72	47.90	97.76	6.62	82.65
2002	262.36	115.88	60.90	52.39	146.47	18.70	114.23
2003	314.16	156.26	84.59	69.78	157.90	29.80	116.33
2004	357.19	181.50	104.49	75.77	175.69	29.10	137.12
2005	432.80	229.06	134.90	92.61	203.74	34.80	159.22
2006	497.41	270.93	145.20	124.15	226.49	43.60	173.52
2007	523.20	304.43	212.36	90.61	218.77	43.06	169.17
2008	668.52	384.81	261.37	120.39	283.71	51.65	217.25
2009	689.60	425.33	290.91	132.95	264.27	56.83	192.21
2010	814.74	534.36	384.73	148.15	280.38	63.97	202.80
2011	977.26	647.09	469.63	176.10	330.17	66.32	248.62
2012	1190.01	813.17	606.49	204.77	376.84	80.06	268.65
年均增长速度（%）	13.28	16.38	19.84	10.97	8.93	16.55	7.54

北京市卫生总费用国际口径的筹资结构中广义政府卫生支出的比重逐年增大，而私人卫生支出的比重逐年降低。2000—2012 年期间，广义政府卫生支出占总费用的比重最低出现在 2002 年，为 44.17%，在 2012 年达到 68.33%；私人卫生支出占总费用的比重由 2002 年最高的 55.83% 下降至 2012 年的 31.67%。广义政府卫生支出占 GDP 的比重也从 2000 年的 2.60% 逐年稳步增长到 2012 年的 4.55%（表 3-1-11、图 3-1-17、图 3-1-18）。

以上数据表明，随着北京市卫生事业的不断发展，政府承担了越来越多的责任，公共筹资力度加强，而个人就医自付比重逐步降低。

表 3-1-11 2000—2012 年北京市卫生总费用筹资构成（不含军队/国际口径）

年份	总计（%）	广义政府卫生支出（%）			私人卫生支出（%）			广义政府卫生支出占GDP的比重（%）
		合计	其中：		合计	其中：		
			社会保障卫生支出	狭义政府卫生支出		商业健康保险	个人现金卫生支出	
2000	100.00	49.38	25.94	22.03	50.62	4.78	42.13	2.60
2001	100.00	51.39	26.21	23.82	48.61	3.29	41.10	2.79
2002	100.00	44.17	23.21	19.97	55.83	7.13	43.54	2.69
2003	100.00	49.74	26.93	22.21	50.26	9.49	37.03	3.12
2004	100.00	50.81	29.25	21.21	49.19	8.15	38.39	3.01
2005	100.00	52.93	31.17	21.40	47.07	8.04	36.79	3.29
2006	100.00	54.47	29.19	24.96	45.53	8.77	34.88	3.34
2007	100.00	58.19	40.59	17.32	41.81	8.23	32.33	3.09
2008	100.00	57.56	39.10	18.01	42.44	7.73	32.50	3.46
2009	100.00	61.68	42.19	19.28	38.32	8.24	27.87	3.50
2010	100.00	65.59	47.22	18.18	34.41	7.85	24.89	3.79
2011	100.00	66.21	48.06	18.02	33.79	6.79	25.44	3.98
2012	100.00	68.33	50.97	17.21	31.67	6.73	22.58	4.55

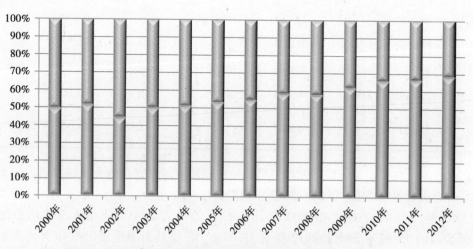

图 3-1-17 2000—2012 年北京市卫生总费用筹资构成（国际口径）

广义政府卫生支出；私人卫生支出

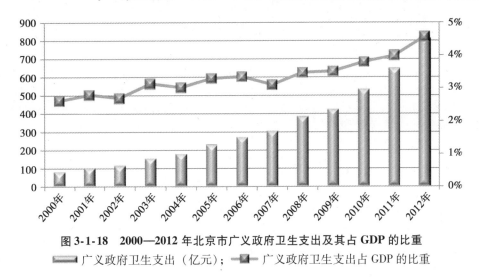

图 3-1-18 2000—2012 年北京市广义政府卫生支出及其占 GDP 的比重

▭ 广义政府卫生支出（亿元）；▬■▬ 广义政府卫生支出占 GDP 的比重

二、2000—2012 年北京市卫生总费用机构流向变化趋势

（一）总体变化趋势

按全口径计算，2000—2012 年北京市卫生总费用机构法核算各类卫生机构的卫生费用分配总额呈逐年递增趋势。按以 2000 年为基期的可比价格算，年平均增长速度为 14.21%，其中流向卫生行政和医疗保险管理机构的费用增长最快，达 24.16%，流向药品及其他医用品零售机构和公共卫生机构的费用增速次之，分别为 17.95%、15.51%（表 3-2-1、表 3-2-2）。

从卫生总费用流向构成看，2000—2012 年占最大比例的为医院费用，其次为药品及其他医用品零售机构费用，再次为公共卫生机构（图 3-2-1）。

从构成变化看，流向医院以及门诊机构的卫生费用所占比重基本呈现下降趋势，流向药品及其他医用品零售机构费用所占比重则呈明显上升趋势。

整体来看，流向医院的费用所占比重最高，但增长不快，所占比重呈下降趋势；流向药品及其他医用品零售机构费用增长很快，所占比重上升明显；流向公共卫生机构和卫生行政医疗保险管理机构的费用所占比重不高，但增长明显。

表 3-2-1 2000—2012 年北京市卫生总费用机构流向

年份	总计（亿元）	医院费用（亿元）	门诊机构费用（亿元）	药品及其他医用品零售机构费用（亿元）	公共卫生机构费用（亿元）	卫生行政和医疗保险管理机构费用（亿元）	其他卫生费用（亿元）
2000	223.76	164.59	13.53	28.93	8.41	0.87	7.42
2001	274.20	203.50	16.18	35.08	10.28	1.14	8.03

年份	总计 （亿元）	其中：					
		医院 费用 （亿元）	门诊机 构费用 （亿元）	药品及其 他医用品 零售机构 费用（亿元）	公共卫生 机构费用 （亿元）	卫生行政 和医疗保 险管理机 构费用 （亿元）	其他卫生 费用 （亿元）
2002	286.53	212.87	5.33	42.53	12.04	2.87	10.90
2003	318.92	242.21	8.47	41.35	17.81	2.77	6.31
2004	403.71	301.82	9.44	54.83	17.91	5.35	14.36
2005	471.10	354.01	10.69	66.67	23.17	9.93	6.64
2006	559.66	409.14	13.64	81.04	28.71	12.79	14.34
2007	672.90	480.63	15.61	97.07	37.33	17.86	24.40
2008	842.39	592.67	18.75	120.13	45.57	17.71	47.57
2009	936.00	666.90	19.15	149.03	46.76	10.59	43.57
2010	1163.33	831.44	22.42	198.48	50.46	18.76	41.78
2011	1424.64	1018.17	25.61	258.89	60.99	15.77	45.20
2012	1761.60	1246.77	28.26	335.52	75.84	18.68	56.52
年均增长 速度（%）	14.21	13.84	2.25	17.95	15.51	24.16	13.89

表 3-2-2　2000—2012 年北京市卫生总费用机构流向构成

年份	总计 （%）	其中：					
		医院 费用 （%）	门诊机 构费用 （%）	药品及其 他医用品 零售机构 费用（%）	公共卫生 机构费用 （%）	卫生行政 和医疗保 险管理机 构费用 （%）	其他卫生 费用 （%）
2000	100.00	73.56	6.05	12.93	3.76	0.39	3.32
2001	100.00	74.21	5.9	12.79	3.75	0.41	2.93
2002	100.00	74.29	1.86	14.84	4.20	1.00	3.80
2003	100.00	75.95	2.66	12.96	5.58	0.87	1.98
2004	100.00	74.76	2.34	13.58	4.44	1.33	3.56
2005	100.00	75.15	2.27	14.15	4.92	2.11	1.41
2006	100.00	73.11	2.44	14.48	5.13	2.28	2.56

续表

年份	总计（%）	其中：					
		医院费用（%）	门诊机构费用（%）	药品及其他医用品零售机构费用（%）	公共卫生机构费用（%）	卫生行政和医疗保险管理机构费用（%）	其他卫生费用（%）
2007	100.00	71.43	2.32	14.43	5.55	2.65	3.63
2008	100.00	70.36	2.23	14.26	5.41	2.10	5.65
2009	100.00	71.25	2.05	15.92	5.00	1.13	4.66
2010	100.00	71.47	1.93	17.06	4.34	1.61	3.59
2011	100.00	71.47	1.80	18.17	4.28	1.11	3.17
2012	100.00	70.78	1.60	19.05	4.31	1.06	3.21

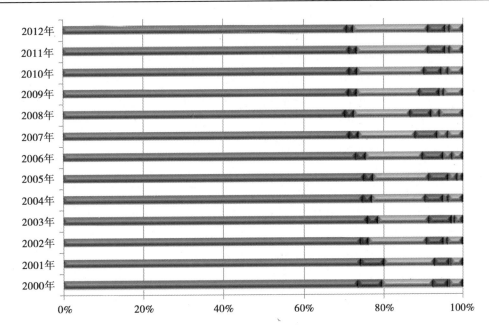

图 3-2-1 2000—2012 年北京市卫生总费用机构流向构成
■ 医院；■ 门诊机构费用；■ 药品及其他医用品零售机构费用
■ 公共卫生机构费用；■ 卫生行政和医疗保险管理机构费用；■ 其他卫生费用

（二）医院费用流向分析

从表 3-2-3、表 3-2-4 和图 3-2-2 可以看出，2000—2012 年北京市医院费用总额呈逐年上涨的趋势，按可比价格计算，年平均增长速度为 13.84%。

从构成比例上分析，城市医院的费用占医院费用总额的比例最大，但是呈逐年下降趋势，由 2000 年的 87.79% 降至 2012 年的 80.82%；而县医院和社区卫生服务中心（含街道卫生院、乡镇卫生院）的卫生费用呈上升趋势，分别由 2000 年的 9.32% 和 1.84% 升至 2012 年的 11.13% 和 7.96%，按可比价格算，年均增长速度分别为 15.53%、28.61%。

表 3-2-3 2000—2012 年北京市医院费用流向

| 年份 | 医院费用总额（亿元） | 其中： | | | |
		城市医院（亿元）	县医院（亿元）	社区卫生服务中心（亿元）	其他医院费用（亿元）
2000	164.59	144.5	15.34	3.03	1.72
2001	203.50	179.06	18.48	3.89	2.07
2002	212.87	183.00	19.10	10.65	0.12
2003	242.21	206.25	23.03	12.61	0.32
2004	301.82	259.53	27.54	14.30	0.45
2005	354.01	302.22	33.86	17.78	0.14
2006	409.14	344.69	43.38	20.49	0.59
2007	480.63	404.12	52.62	23.29	0.59
2008	592.67	490.73	63.45	37.81	0.68
2009	666.90	543.15	76.39	46.67	0.69
2010	831.44	677.52	92.95	60.14	0.82
2011	1018.17	829.26	110.74	77.19	0.98
2012	1246.77	1007.70	138.70	99.21	1.15
年均增长速度（%）	13.84	13.06	15.53	28.61	-7.01

表 3-2-4 2000—2012 年北京市医院费用流向构成

| 年份 | 医院费用总额（%） | 其中： | | | |
		城市医院（%）	县医院（%）	社区卫生服务中心（%）	其他医院费用（%）
2000	100.00	87.79	9.32	1.84	1.05
2001	100.00	87.99	9.08	1.91	1.02
2002	100.00	85.97	8.97	5.00	0.05
2003	100.00	85.15	9.51	5.21	0.13
2004	100.00	85.99	9.12	4.74	0.15
2005	100.00	85.37	9.57	5.02	0.04
2006	100.00	84.25	10.60	5.01	0.14
2007	100.00	84.08	10.95	4.85	0.12
2008	100.00	82.80	10.71	6.38	0.12

续表

年份	医院费用总额（%）	其中：			
		城市医院（%）	县医院（%）	社区卫生服务中心（%）	其他医院费用（%）
2009	100.00	81.44	11.46	7.00	0.10
2010	100.00	81.49	11.18	7.23	0.10
2011	100.00	81.45	10.88	7.58	0.10
2012	100.00	80.82	11.13	7.96	0.09

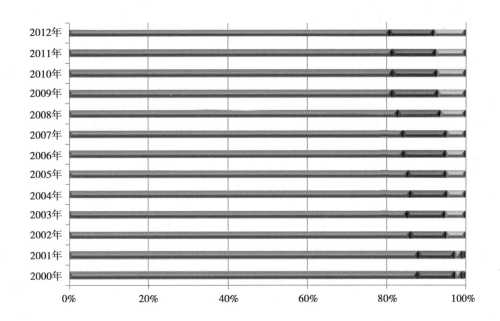

图 3-2-2　2000—2012 年北京市卫生总费用医院费用流向构成变化趋势

■ 城市医院；■ 县医院

■ 社区卫生服务中心；■ 其他医院费用

（三）北京市药品费用流向分析（不含军队）

2002—2012 年北京市药品费用总额呈逐年上涨的趋势，从 2002 年的 120.12 亿元上升到 2012 年的 809.66 亿元，按可比价格算，年平均增长速度为 16.53%。相较于北京市卫生总费用总额的年平均增长速度高出了 2.32 个百分点。2002 年至 2012 年，药品费用占卫生总费用的比重超过 40%（表 3-2-5）。

从构成来看，流向医院的药品费用所占比重呈下降趋势，而流向药品及其他医用品零售机构的药品费用所占比重则呈上升趋势，原因可能是本地居民越来越倾向于在药店购药，或者是外来人员在药店购药越来越多（表 3-2-6、图 3-2-3）。

表 3-2-5 2002—2012 年药品费用流向

年份	药品费用总计（亿元）	其中：				药品费用占卫生总费用比重（%）
		医院药品费用（亿元）	门诊机构药品费用（亿元）	药品及其他医用品零售机构费用（亿元）	公共卫生机构药品费用（亿元）	
2002	120.12	76.28	0.86	42.53	0.45	41.92
2003	136.88	91.69	3.26	41.35	0.59	42.92
2004	164.08	108.13	0.47	54.83	0.66	40.64
2005	199.08	131.22	0.49	66.67	0.71	42.26
2006	236.42	154.08	0.61	81.04	0.70	42.24
2007	283.52	180.82	4.87	97.07	0.76	42.13
2008	352.85	226.33	5.19	120.13	1.20	41.89
2009	424.48	267.46	5.21	149.03	2.79	45.35
2010	543.74	333.50	8.25	198.48	3.52	46.74
2011	655.85	382.90	9.08	258.89	4.98	46.04
2012	809.66	461.26	6.64	335.52	6.25	45.96
年均增长速度（%）	16.53	15.28	18.12	18.38	25.27	

表 3-2-6 2002—2012 年药品费用流向构成

年份	合计（%）	其中：			
		医院（%）	门诊机构（%）	药品及其他医用品零售机构（%）	公共卫生机构（%）
2002	100.00	63.51	0.72	35.40	0.37
2003	100.00	66.98	2.38	30.21	0.43
2004	100.00	65.90	0.29	33.42	0.40
2005	100.00	65.91	0.24	33.49	0.35
2006	100.00	65.17	0.26	34.28	0.29
2007	100.00	63.78	1.72	34.24	0.27
2008	100.00	64.14	1.47	34.05	0.34
2009	100.00	63.01	1.23	35.11	0.66
2010	100.00	61.33	1.52	36.50	0.65
2011	100.00	58.38	1.38	39.47	0.76
2012	100.00	56.97	0.82	41.44	0.77

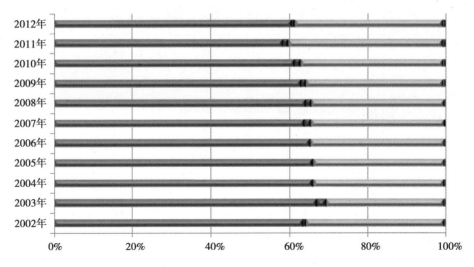

图 3-2-3 2002—2012 年药品费用流向变化趋势

■ 医院; ■ 门诊机构; ■ 药品及其他医用品零售机构; ■ 公共卫生机构

对流向医院的药品费用做进一步分析,由表 3-2-7、表 3-2-8 可知,流向城市医院的药品费用构成呈下降趋势,而县医院和社区卫生服务中心两者所占比例呈上升趋势。北京市居民有从城市大医院购买药品转向去郊区医院和社区卫生服务中心等基层医疗机构购买的趋势,这可能与近几年北京市大力发展基层医疗有关(图 3-2-4)。

表 3-2-7 2002—2012 年医院药品费用流向

年份	总计 (亿元)	其中:			
		城市医院 (亿元)	县医院 (亿元)	社区卫生服务 中心 (亿元)	其他 (亿元)
2002	76.28	63.66	7.63	4.99	-
2003	91.69	75.32	10.16	6.20	0.01
2004	108.13	89.07	12.22	6.83	0.01
2005	131.22	107.37	15.43	8.40	0.01
2006	154.08	124.81	18.67	10.42	0.18
2007	180.82	145.85	24.66	10.14	0.17
2008	226.33	178.04	30.87	17.23	0.19
2009	267.46	205.35	38.74	23.15	0.23
2010	333.50	254.87	48.08	30.28	0.27
2011	382.90	287.44	56.37	38.80	0.29
2012	461.26	338.13	69.84	53.29	0.00
年均增长 速度(%)	15.28	13.79	20.16	22.02	—

表 3-2-8 2002—2012 年医院药品费用流向构成

年份	总计（%）	其中：			
		城市医院（%）	县医院（%）	社区卫生服务中心（%）	其他（%）
2002	100.00	83.46	10.00	6.55	0.00
2003	100.00	82.14	11.08	6.76	0.01
2004	100.00	82.37	11.30	6.32	0.01
2005	100.00	81.83	11.76	6.40	0.01
2006	100.00	81.00	12.12	6.76	0.11
2007	100.00	80.66	13.64	5.61	0.09
2008	100.00	78.66	13.64	7.61	0.09
2009	100.00	76.78	14.48	8.65	0.08
2010	100.00	76.42	14.42	9.08	0.08
2011	100.00	75.07	14.72	10.13	0.07
2012	100.00	73.31	15.14	11.55	0.00

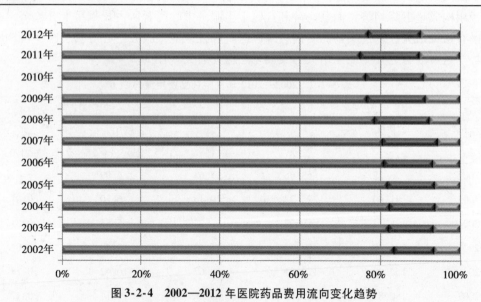

图 3-2-4 2002—2012 年医院药品费用流向变化趋势

■ 城市医院（部属、市直属、城八区）；■ 县医院（十区县）

■ 社区卫生服务中心；■ 其他

三、来源法核算结果的准确性分析 *

本次时间序列核算时间跨度较大，在前期核算的基础上，对 2000—2006 年的数据进

---

* 本部分使用不含财政对军队医疗机构投入的核算结果；推算部分是指无法按照原卫生部卫生发展研究中心提供的统一模板进行数据核算的部分。

行了追溯和补齐。由于时间比较久远，给数据收集工作带来一定的难度，大部分数据都能够从相关部门得到官方正规统计数据，但仍有少部分数据因年代久远无法收集。为了保证北京市卫生总费用时间序列核算结果的连贯性，对于少部分无法获得的数据采取了推算的处理方法，具体方法包括简单移动平均法、二次移动平均法、平均增长速度法等。为了对北京市卫生总费用核算结果的准确性有全面的把握，本部分对历年推算部分的数值进行深入分析，并将其与核算结果总额进行对比分析。

2000—2006 年北京市卫生总费用核算工作由于年代较为久远，推算的原因主要是数据不可得，其中 2002—2005 年的数据完整性较高，推算部分结果占核算结果比重均不超过0.05%。2000 年和 2001 年则由于社会保障部分数据缺失，导致推算部分结果较大。2006年由于劳动保障部门统计口径发生变化，使得核算结果准确性略受影响（表 3-3-1）。

表 3-3-1　2000—2006 年来源法核算结果推算部分分析

指标	2000 年	2001 年	2002 年	2003 年	2004 年	2005 年	2006 年
来源法总额（亿元）	166.72	201.12	262.36	314.16	357.19	432.80	497.41
实际统计数值（亿元）	131.03	151.48	262.31	314.00	357.03	432.61	454.20
推算数值合计（亿元）	35.69	49.64	0.05	0.16	0.16	0.19	43.21
其中:							
一、政府卫生支出	0.71	0.76	—	0.12	0.13	0.17	0.22
基本医疗保险基金补助支出	0.64	0.67	—	—	—	—	—
农村合作医疗政府补助支出	0.07	0.08	—	0.12	0.13	0.17	0.22
二、社会卫生支出	17.49	24.44	0.03	0.02	0.01	0.01	21.49
社会基本医疗保险	13.56	19.77	—	—	—	—	—
机关事业单位办医支出	2.64	3.25	—	—	—	—	—
企业离退休职工医疗卫生费	—	—	—	—	—	—	21.48
企业办医支出	1.14	1.38	—	—	—	—	—
私人开业医初始投资额	0.11	—	—	—	—	—	—
乡村集体经济对村卫生室投入	0.03	0.03	0.03	0.02	0.01	0.01	0.01
推算结果占核算结果比重（%）	21.41	24.68	0.02	0.05	0.05	0.04	8.69

四、结　论

1. 北京市卫生总费用逐年持续增长，其变化趋势与全国基本一致，体现了政策变化。

2000—2012 年北京市卫生总费用和人均卫生总费用呈逐年持续增长的趋势，卫生总费用年均增长速度为 13.28%，人均卫生总费用年均增长速度为 9.41%。13 年来，北京市卫生总费用占 GDP 的比重一直在 5.27% ~6.66% 之间，达到并保持了 WHO 提出的"卫生总费用占 GDP 的比重不低于 5%"的基本要求。

卫生总费用增长变化趋势与全国一致，同时政策相关性强，例如第一轮医疗卫生体制改革、新医改、2008 年奥运会等，这些政策变化都对卫生总费用的变化产生明显影响。

2. 医改成效显现，政府越加重视，医疗保障力度不断加大，个人负担逐年减轻。

北京市经过医药卫生体制改革的不断深化和发展，医疗卫生事业得到了较大的发展，卫生总费用筹资结构显示，政府承担了越来越多的责任，对卫生事业的发展越加重视，政府卫生支出所占百分比从 20.81% 增长到 26.92%；医疗保障事业不断发展，保障范围越来越广，保障力度不断加大，社会卫生支出占总费用比重从 37.05% 增长到 50.5%；个人负担逐年减轻，个人现金卫生支出的比重逐年下降，从 42.13% 降至 22.58%，降幅较大。

3. 公共筹资力度加大，扩大医疗卫生服务的覆盖，促进了公平性和可及性。

2000—2012 年北京市公共筹资力度不断加大，占 GDP 的比重从 2.60% 增长到 4.55%，逐步向 WHO 提出的亚太地区公共筹资占 GDP 5% 的目标靠近，公共筹资力度的不断加大，提高了卫生服务的覆盖面、公平性和可及性。

4. 卫生总费用机构流向以城市医院为主，逐年向基层医疗卫生机构倾斜。

2000—2012 年 80% 以上的卫生总费用流向城市医院，但其比重呈逐年下降的趋势，而基层医疗卫生机构（县医院、社区卫生服务中心）所占比重逐年增加，基层医疗体系逐步发展完善，机制健全，能够有效地分流病人，做到"大病去医院，小病在社区"。

5. 药品费用流向从医院开始向药品及其他医用品零售机构倾斜。

2002—2012 年药品费用均以流向医院为主，占总药品费用的 50% 以上，但从其变化趋势来看，流向医院的比重逐年降低，而流向药品及其他医用品零售机构的比重逐年增大，可能存在本地居民越来越多地在药店购药和外来购药的情况。

第四部分

2009—2011 年北京市三年医改卫生总费用分析

一、北京市 2009—2011 年三年医改推进情况

2009 年，北京市政府根据中央医改精神，着手制定相关政策。2010 年，北京市医改相关工作全面推开。三年来，北京市完成首都卫生医改的相关任务：

一是医疗保障制度实现城乡居民全覆盖，处于全国领先水平。

二是基本药物制度全面实施，实现集中采购、统一价格、统一监管。

三是基层医疗卫生机构综合改革全面推进，财政保障机制逐步完善，政府办基层医疗卫生服务机构全部实行收支两条线，对非政府办社区卫生服务机构承担的公共卫生服务和药品零差率销售由政府予以补助。

四是公共卫生服务体系进一步完善，城乡居民公共卫生服务均等化全面推进，基本公共卫生服务项目全部免费向城乡居民提供。

五是公立医院改革试点扎实推进，公益性和运行效率明显提高，政府对公立医院投入持续增加，市财政全面落实基本建设等六个领域补助政策。

六是健康北京大卫生理念及行动规划积极实施。

二、2009—2011 年北京市卫生总费用筹资来源变化趋势 *

（一）筹资总额变化趋势

北京市卫生总费用来源法总额从 2009 年到 2011 年医改三年期间呈递增趋势。全口径核算结果从 2009 年的 714.55 亿元增长到 2011 年的 1018.58 亿元，按可比价格计算年平均增长速度为 12.75%。扣除财政对军队医疗机构的投入结果来看，筹资总额的变化与全口径结果基本一致，按可比价格计算年平均增长速度为 12.42%。

按可比价格计算的环比增长速度来看，无论是全口径核算结果还是扣除财政对军队医疗机构投入的结果，医改三年间总费用来源法总额增长较快，年增长速度均在 12% 左右（表 4-2-1、图 4-2-1）。

---

* ①可比价格均以 2000 年为基期；②增长速度均按照以 2000 年为基期的可比价格计算。下同。

表 4-2-1 2009—2011 年北京市卫生总费用来源法总额及变化趋势

年份	全口径			不含财政对军队医疗机构投入		
	总额（亿元）	可比价格（亿元）	环比增长速度（%）	总额（亿元）	可比价格（亿元）	环比增长速度（%）
2009	714.55	511.77	—	689.60	493.90	—
2010	855.46	582.01	13.72	814.74	554.30	12.23
2011	1018.58	650.55	11.78	977.26	624.16	12.60
年均增长速度	—	—	12.75	—	—	12.42

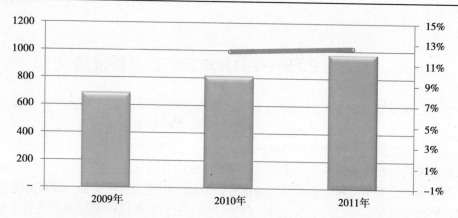

图 4-2-1 2009—2011 年北京市卫生总费用筹资总额（不含军队）及其增长速度

卫生总费用筹资总额（亿元）；　　卫生总费用环比增长速度

（二）筹资构成变化趋势

按照扣除财政对军队医疗机构投入的核算结果，北京市卫生总费用筹资中，政府、社会、个人卫生支出的绝对值都呈上升趋势。2009—2011 年，医改三年期间，政府卫生支出从 201.14 亿元增长到 275.48 亿元，社会卫生支出从 296.25 亿元增长到 453.16 亿元，个人卫生支出从 192.21 亿元增长到 248.62 亿元。按可比价格算，政府卫生支出、社会卫生支出、个人现金卫生支出年均增长速度分别为 10.51%、16.79%、7.40%（表 4-2-2、表 4-2-3）。

从政府、社会、个人卫生支出占总费用的百分比构成情况来看，2010 年个人现金卫生支出占总费用的比重降至最低值 24.89%，政府卫生支出占总费用比重为三年最低值 27.84%，同一年，社会卫生支出占卫生总费用的比重达到最高值 47.27%。医改三年期间，社会卫生支出所占比重均超过 40% 且增长明显，成为比重最高的筹资来源；政府卫生支出占总费用比重虽然变化幅度不大，但始终高于个人现金卫生支出，发挥了政府在卫生事业发展中的重要作用；个人现金卫生支出所占比重基本呈下降趋势，成为比重最低的筹资来源。在 2011 年的小幅回升可能与医改惠民政策的实施、刺激居民潜在医疗需求有一定关系。总体来看，政府对卫生事业的投入呈上升趋势，社会保障力度逐步加强，北京市居民个人现金卫生支出所占比重逐步减少（图 4-2-2 到图 4-2-6）。

表 4-2-2　2009—2011 年北京市卫生总费用筹资结构（不含军队）

年份	总额（亿元）					构成（%）				
	总计	政府卫生支出		社会卫生支出	个人现金卫生支出	总计	政府卫生支出		社会卫生支出	个人现金卫生支出
		合计	其中：北京市				合计	其中：北京市		
2009	689.60	201.14	180.63	296.25	192.21	100	29.17	26.19	42.96	27.87
2010	814.74	226.84	206.98	385.10	202.80	100	27.84	25.40	47.27	24.89
2011	977.26	275.48	256.54	453.16	248.62	100	28.19	26.25	46.37	25.44

表 4-2-3　2009—2011 年北京市卫生总费用筹资结构（不含军队/按可比价格）

年份	总额（亿元）					环比增长速度（%）				
	总计	政府卫生支出		社会卫生支出	个人现金卫生支出	总计	政府卫生支出		社会卫生支出	个人现金卫生支出
		合计	其中：北京市				合计	其中：北京市		
2009	493.90	144.06	129.37	212.18	137.66	—	—	—	—	—
2010	554.30	154.33	140.82	262.00	137.97	12.23	7.13	8.85	23.48	0.22
2011	624.16	175.94	163.85	289.43	158.79	12.60	14.00	16.35	10.47	15.09
年均增长速度（%）	—	—	—	—	—	12.42	10.51	12.54	16.79	7.40

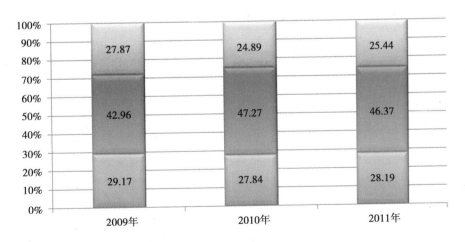

图 4-2-2　2009—2011 年北京市卫生总费用筹资来源（不含军队）
政府卫生支出（%）；社会卫生支出（%）；个人现金卫生支出（%）

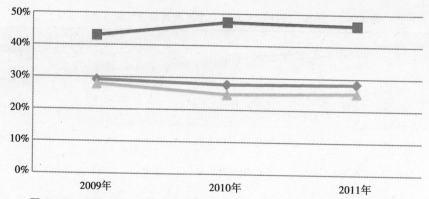

图 4-2-3 2009—2011年北京市政府、社会、个人卫生支出构成变化情况

政府卫生支出（%）； 社会卫生支出（%）； 个人现金卫生支出（%）

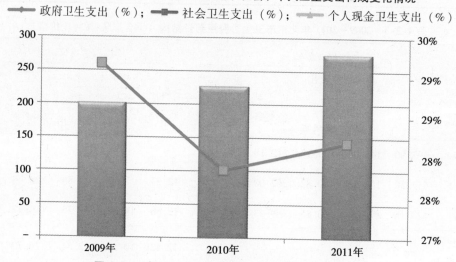

图 4-2-4 2009—2011年北京市政府卫生支出及比重

政府卫生支出（亿元）； 政府卫生支出（%）

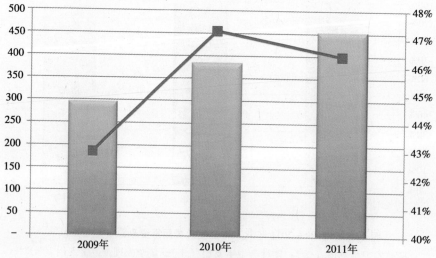

图 4-2-5 2009—2011年北京市社会卫生支出及比重

社会卫生支出（亿元）； 社会卫生支出（%）

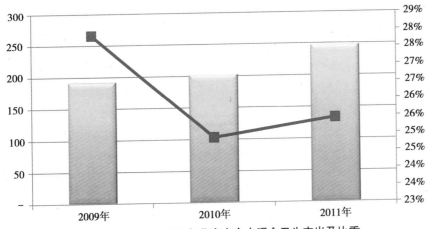

图 4-2-6 2009—2011 年北京市个人现金卫生支出及比重

▭ 个人现金卫生支出（亿元）；━■━ 个人现金卫生支出（%）

（三）主要评价指标变化趋势

1. 人均卫生总费用 北京市人均卫生总费用呈增长趋势，从可比价格来看，2009—2011 年间，年均增长速度为 4.82%。从人均水平来看，人均政府卫生支出、人均社会卫生支出、人均个人现金卫生支出的年均增长速度分别为 3.05%、8.90% 和 0.14%。人均政府卫生支出和人均社会卫生支出增长较快，人均个人现金卫生支出 2010 年降低至 703.25 元，相比 2009 年下降了 81.15 元，2011 年又反弹至 786.63 元，年均变化不大（表 4-2-4、表 4-2-5）。

从整体变化趋势来看，医改三年期间，人均个人现金卫生支出一直低于人均社会卫生支出和人均政府卫生支出，三年间变化幅度不大；人均社会卫生支出最高，且增长迅速；人均政府卫生支出略高于人均个人现金卫生支出，呈现明显增长态势（图 4-2-7）。

表 4-2-4 2009—2011 年北京市人均卫生总费用

年份	合计（元）	其中：		
		人均政府 卫生支出（元）	人均社会 卫生支出（元）	人均个人 现金卫生支出（元）
2009	3929.35	1146.08	1688.06	1095.21
2010	4152.82	1156.24	1962.91	1033.67
2011	4841.29	1364.70	2244.95	1231.64

表 4-2-5 2009—2011 年北京市人均卫生总费用（可比价格）

年份	合计（元）	其中：		
		人均政府 卫生支出（元）	人均社会 卫生支出（元）	人均个人 现金卫生支出（元）
2009	2814.26	820.84	1209.01	784.40
2010	2825.34	786.64	1335.45	703.25
2011	3092.06	871.62	1433.82	786.63
年均增长 速度（%）	4.82	3.05	8.90	0.14

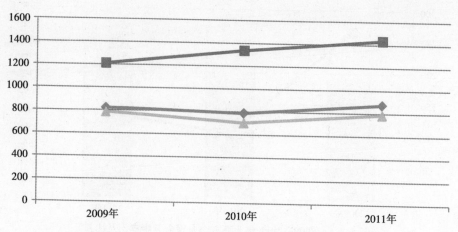

图 4-2-7 2009—2011 年不同筹资来源人均费用（可比价格）
◆— 人均政府卫生支出（元）；■— 人均社会卫生支出（元）；
▲— 人均个人现金卫生支出（元）

2. 卫生总费用占 GDP 的比重 北京市卫生总费用占 GDP 的比重 2009 年至 2011 年分别为 5.67%、5.77% 和 6.01%，稳步上升（图 4-2-8）。

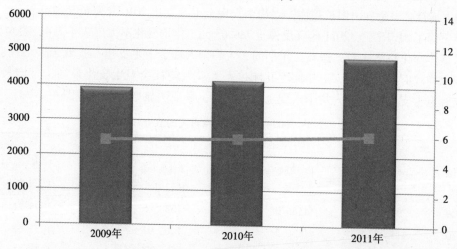

图 4-2-8 2009—2011 年北京市人均卫生总费用及卫生总费用占 GDP 的比重
■— 人均卫生总费用（元）；■— 卫生总费用占 GDP 的比重（%）

3. 卫生消费弹性系数 2010 年、2011 年北京市卫生消费弹性系数分别为 1.19 和 1.56，2009 年之后，卫生消费弹性系数均大于 1，即在这两年北京市卫生总费用的增长速度快于北京市 GDP 的增长速度（图 4-2-9）。

4. 城乡居民个人现金卫生支出评价指标 总体来看，2009—2011 年，北京市城乡居民个人现金卫生支出占可支配收入（纯收入）及占消费性支出的比重变化比较一致，均呈下降趋势。四个指标均在 2010 年达到最低值，但在 2011 年受医改惠民政策刺激医疗消费需求的影响略有回升，但仍低于 2009 年水平（表 4-2-6、图 4-2-10）。

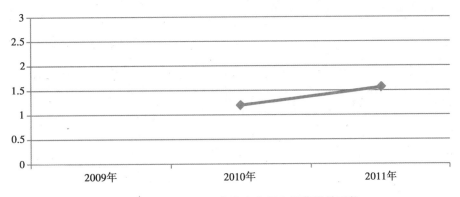

图 4-2-9 2009—2011 年北京市卫生消费弹性系数

表 4-2-6 2009—2011 年人均个人现金卫生支出占人均收入/支出比重

年份	城镇居民		农村居民	
	人均个人现金卫生支出/人均可支配收入（%）	人均个人现金卫生支出/人均消费性支出（%）	人均个人现金卫生支出/人均纯收入（%）	人均个人现金卫生支出/人均生活消费支出（%）
2009	4.25	6.35	7.21	9.45
2010	3.63	5.30	6.76	8.87
2011	3.84	5.75	7.02	9.34
2009—2011 年变化	-0.41	-0.60	-0.19	-0.11

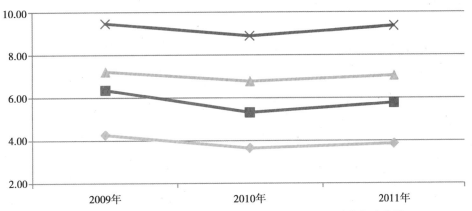

图 4-2-10 2009—2011 年北京城镇居民实际就医负担评价指标变化情况

◆ 城镇居民人均个人医疗卫生支出/人均可支配收入（%）

■ 城镇居民人均个人医疗卫生支出/人均消费性支出（%）

▲ 农村居民人均医疗保健支出/人均纯收入（%）

✕ 农村居民人均医疗保健支出/人均生活消费支出（%）

（四）政府投入评价指标变化趋势

2009—2011 年，北京市政府卫生支出占地方公共财政预算支出的百分比、政府卫生支出占卫生总费用的百分比及政府卫生支出占 GDP 的比重三个评价政府卫生支出的指标变化趋势基本一致，2010 年相比 2009 年有所下降，2011 年逐步回升，但政府卫生支出占地方公共财政预算支出的百分比、政府卫生支出占 GDP 的比重两个指标均比 2009 年有所提高，仅政府卫生支出占卫生总费用的百分比略有下降，原因与北京市社会医疗保险覆盖范围扩大并提高保障力度，使得社会卫生支出所占比重上升迅速有关。2011 年，政府卫生投入增长幅度超过地方公共财政预算支出增长幅度，财政的支持力度加大（表 4-2-7）。

表 4-2-7 2009—2011 年北京市卫生总费用政府卫生支出评价

政府卫生支出评价指标	2009 年	2010 年	2011 年	2009—2011 年变化
政府卫生支出占地方公共财政预算支出%（不含央属机构）	7.79	7.62	7.91	0.12
政府卫生投入增长幅度/地方公共财政预算支出增长幅度	0.66	0.78	1.35	0.90
政府卫生支出占卫生总费用%	29.17	27.84	28.19	-0.98
其中：市本级政府卫生支出占卫生总费用%	10.54	9.64	10.21	-0.33
区县政府卫生支出占卫生总费用%	15.03	14.80	15.89	0.86
政府卫生支出占 GDP 的比重（%）	1.66	1.61	1.70	0.04
其中：北京市	1.49	1.47	1.58	0.09

（五）社会医疗保障变化趋势

2009—2011 年，北京市社会医疗保障经费年均增长速度 19.36%，其中城乡医疗救助经费的增长速度最快，达 38.12%，其次为城镇职工基本医疗保险经费，年均增长速度为 26.11%。2011 年与 2009 年相比，社会医疗保障经费占卫生总费用比重增加 5.44 个百分点，增加明显（表 4-2-8）。

从构成来看，城镇职工基本医疗保险经费所占比重最大，且增长较快，是对社会医疗保障筹资增长的主要贡献（图 4-2-11）。

表 4-2-8 2009—2011 年北京市社会医疗保障经费

年份	社会医疗保障经费（亿元）	其中：				社会医疗保障经费占卫生总费用（%）
		城镇职工基本医疗保险（亿元）	城镇居民基本医疗保险（亿元）	新型农村合作医疗（亿元）	城乡医疗救助（亿元）	
2009	294.40	189.97	5.58	11.79	0.51	42.69
2010	388.94	269.22	8.13	15.58	0.74	47.74
2011	470.31	338.80	9.03	17.91	1.09	48.13
年均增长速度（%）	19.36	26.11	20.11	16.37	38.12	—

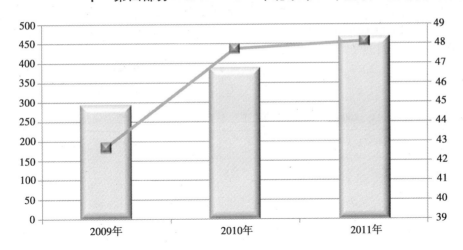

图 4-2-11 2009—2011 年北京市社会医疗保障经费

社会医疗保障经费（亿元）；社会医疗保障经费占卫生总费用（%）

（六）国内卫生筹资变化趋势对比

1. 卫生筹资总额变化趋势对比　医改三年，北京市卫生总费用筹资总额持续增长，年均增长速度为 19.04%，与上海 19.02% 的增速持平，高于全国的 17.81% 和天津的 14.16%，相对而言，北京市卫生筹资总额增速较快（表4-2-9）。

表 4-2-9 2009—2011 年北京市卫生筹资总额变化趋势对比

年份	北京（亿元）	全国（亿元）	上海（亿元）	天津（亿元）
2009	689.60	17541.92	656.66	315.45
2010	814.74	19980.39	750.37	355.65
2011	977.26	24345.91	930.24	411.10
年均增速（%）	19.04	17.81	19.02	14.16

2. 人均卫生总费用变化趋势对比　2009—2011 年，北京市人均卫生总费用水平均高于全国、上海和天津，其年均增速 11.00%，高于上海、天津的 7.68%、8.70%，但是低于全国的 17.26%（表4-2-10）。

北京市卫生总费用人均水平增长慢于总额增长，表明人口增长较快，拉低了人均增长速度。

表 4-2-10 2009—2011 年北京市人均卫生总费用变化趋势对比

年份	北京（元）	全国（元）	上海（元）	天津（元）
2009	3929.35	1314.26	3417.76	2568.46
2010	4152.82	1490.06	3258.72	2737.28
2011	4841.29	1806.95	3962.76	3034.87
年均增速（%）	11.00	17.26	7.68	8.70

3. 卫生总费用占 GDP 的比重变化趋势对比 医改三年，北京市卫生总费用占 GDP 的比重每年均高于全国的平均水平，也高于天津和上海的水平。北京市卫生总费用占 GDP 的比重呈上升趋势，2011 年所占比重比 2009 年增加了 0.34 个百分点，高于全国和天津，低于上海（表 4-2-11）。

表 4-2-11　2009—2011 年北京市卫生总费用占 GDP 的比重变化趋势对比

年份	北京（%）	全国（%）	上海（%）	天津（%）
2009	5.67	5.15	4.36	4.19
2010	5.77	4.98	4.37	3.86
2011	6.01	5.15	4.85	3.67
变化趋势	0.34	0.00	0.49	-0.52

4. 卫生消费弹性系数变化趋势对比 医改三年，北京市和全国的卫生消费弹性系数波动都较大，2010、2011 年北京卫生总费用的增长要快于 GDP 的增长，2009 年卫生总费用增长要慢于 GDP 的增长，而全国则是 2009 年、2011 年卫生总费用的增长要快于 GDP 的增长，而 2010 年全国卫生总费用增长要慢于 GDP 的增长（表 4-2-12）。

表 4-2-12　2009—2011 年北京市卫生消费弹性系数变化趋势对比

年份	北京	全国
2009	0.39	2.32
2010	1.19	0.66
2011	1.56	1.41
变化趋势	1.17	-0.91

（七）国际口径变化趋势

北京市广义政府卫生支出从 2009 年的 425.33 亿元增长到 2011 年的 647.09 亿元，年平均增长速度为 16.48%，其中社会保障支出和狭义政府卫生支出的年平均增长速度分别是 19.98%、8.68%；私人卫生支出从 2009 年的 264.27 亿元增长到 2011 年的 330.17 亿元，年平均增长速度为 5.55%，远低于广义政府卫生支出的年均增长速度，其中个人现金卫生支出增长速度较快，为 7.40%，商业健康保险的年均增长速度为 2.01%（表 4-2-13）。

北京市卫生总费用国际口径的筹资结构中广义政府卫生支出的比重持续增大，而私人卫生支出的比重持续降低。广义政府卫生支出占总费用的比重由 2009 年的 61.68% 升至 2011 年的 66.21%，私人卫生支出占总费用的比重由 38.32% 降至 33.79%，广义政府卫生支出远高于私人卫生支出。广义政府卫生支出占 GDP 的比重也从 2009 年的 3.50% 稳步增长到 2011 年的 3.98%。以上数据表明，随着北京市卫生事业的不断发展，政府承担了越来越多的责任，公共筹资力度加强，而私人卫生支出所占比重逐步降低（表 4-2-14、图 4-2-12、图 4-2-13）。

表 4-2-13　2009—2011 年北京市卫生总费用筹资总额及变化（不含军队/国际口径）

年份	总额（亿元）	广义政府卫生支出（亿元）			私人卫生支出（亿元）		
		合计	其中:		合计	其中:	
			社会保障卫生支出	狭义政府卫生支出		商业健康保险	个人现金卫生支出
2009	689.60	425.33	290.91	132.95	264.27	56.83	192.21
2010	814.74	534.36	384.73	148.15	280.38	63.97	202.80
2011	977.26	647.09	469.63	176.10	330.17	66.32	248.62
年均增长速度（%）	12.42	16.48	19.98	8.68	5.55	2.01	7.40

表 4-2-14　2009—2011 年北京市卫生总费用筹资构成（不含军队/国际口径）

年份	总计（%）	广义政府卫生支出（%）			私人卫生支出（%）			广义政府卫生支出占 GDP 的比重（%）
		合计	其中:		合计	其中:		
			社会保障卫生支出	狭义政府卫生支出		商业健康保险	个人现金卫生支出	
2009	100.00	61.68	42.19	19.28	38.32	8.24	27.87	3.50
2010	100.00	65.59	47.22	18.18	34.41	7.85	24.89	3.79
2011	100.00	66.21	48.06	18.02	33.79	6.79	25.44	3.98

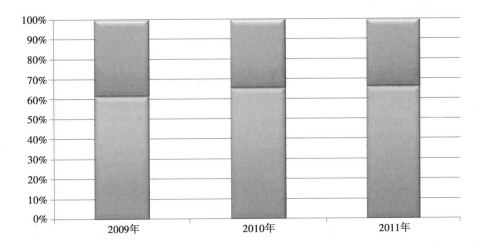

图 4-2-12　2009—2011 年北京市卫生总费用筹资构成（国际口径）

广义政府卫生支出；私人卫生支出

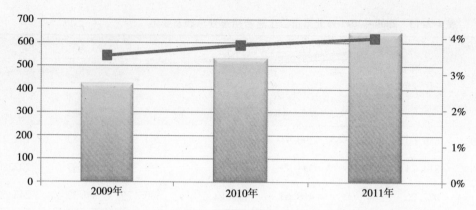

图 4-2-13　2009—2011 年北京市广义政府卫生支出及其占 GDP 的比重
▭ 广义政府卫生支出（亿元）；■ 广义政府卫生支出占 GDP 的比重

三、2009—2011 年北京市卫生总费用机构流向变化趋势

（一）总体变化趋势

按全口径计算，医改三年北京市卫生总费用机构法核算各类卫生机构的卫生费用分配总额呈递增趋势。按可比价格算，年平均增长速度为 16.50%。

从卫生总费用流向构成看，2009—2011 年占最大比例的为医院费用，其次为药品及其他医用品零售机构费用，再次为公共卫生机构（表 4-3-1）。从构成变化看，流向公卫机构费用以及门诊机构的卫生费用所占比重基本呈现下降趋势（表 4-3-2、图 4-3-1）。

表 4-3-1　2009—2011 年北京市卫生总费用机构流向

| 年份 | 总计（亿元） | 其中： | | | | | |
		医院费用（亿元）	门诊机构费用（亿元）	药品及其他医用品零售机构费用（亿元）	公共卫生机构费用（亿元）	卫生行政和医疗保险管理机构费用（亿元）	其他卫生费用（亿元）
2009	936.00	666.90	19.15	149.03	46.76	10.59	43.57
2010	1163.33	831.44	22.42	198.48	50.46	18.76	41.78
2011	1424.64	1018.17	25.61	258.89	60.99	15.77	45.20
年均增长速度（%）	16.50	16.68	9.21	24.46	7.85	15.22	−3.81

（二）医院费用流向分析

从表 4-3-3、表 4-3-4 和图 4-3-2 可以看出，2009—2011 年北京市医院费用总额呈上涨的趋势，按可比价格计算，年平均增长速度为 16.68%。

表 4-3-2 2009—2011 年北京市卫生总费用机构流向构成

年份	总计 (%)	其中:					
		医院费用 (%)	门诊机构费用 (%)	药品及其他医用品零售机构费用 (%)	公共卫生机构费用 (%)	卫生行政和医疗保险管理机构费用 (%)	其他卫生费用 (%)
2009	100.00	71.25	2.05	15.92	5.00	1.13	4.66
2010	100.00	71.47	1.93	17.06	4.34	1.61	3.59
2011	100.00	71.47	1.80	18.17	4.28	1.11	3.17

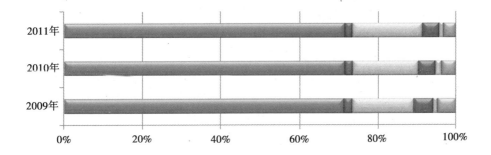

图 4-3-1 2009—2011 年北京市卫生总费用机构流向构成
▣ 医院; ▣ 门诊机构费用; ▣ 药品及其他医用品零售机构费用
▣ 公共卫生机构费用; ▣ 卫生行政和医疗保险管理机构费用; ▣ 其他卫生费用

从构成比例上分析,城市医院的费用占医院费用总额的比例最大,2009—2011 年三年内较平稳,围绕 81.45% 波动不大;而社区卫生服务中心(含街道卫生院、乡镇卫生院、独立站)的卫生费用占医院费用总额的比例呈上升趋势,由 2009 年的 7.00% 升至 2011 年的 7.58%,按可比价格计算,年均增长速度分别为 21.44%;县医院费用比例略有下降,由 2009 年的 11.46% 降至 2011 年的 10.88%。

表 4-3-3 2009—2011 年北京市医院费用流向

年份	医院费用总额 (亿元)	其中:			
		城市医院 (亿元)	县医院 (亿元)	社区卫生服务中心 (亿元)	其他医院费用 (亿元)
2009	666.90	543.15	76.39	46.67	0.69
2010	831.44	677.52	92.95	60.14	0.82
2011	1018.17	829.26	110.74	77.19	0.98
年均增长速度(%)	16.68	16.68	13.70	21.44	12.51

表 4-3-4 2009—2011 年北京市医院费用流向构成

年份	医院费用总额（%）	其中：			
		城市医院（%）	县医院（%）	社区卫生服务中心（%）	其他医院费用（%）
2009	100.00	81.44	11.46	7.00	0.10
2010	100.00	81.49	11.18	7.23	0.10
2011	100.00	81.45	10.88	7.58	0.10

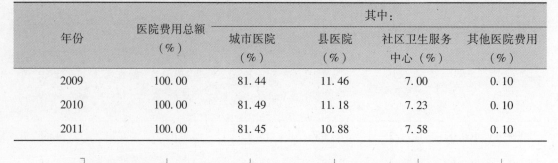

图 4-3-2 2009—2011 年北京市卫生总费用医院费用流向构成变化趋势

▨ 城市医院；▤ 县医院；▥ 社区卫生服务机构；■ 其他医院费用

（三）北京市药品费用流向分析（不含军队）

2009—2011 年北京市药品费用总额呈上涨的趋势，从 2009 年的 424.48 亿元上升到 2011 年的 655.85 亿元，按可比价格算，年平均增长速度为 17.38%，比北京市卫生总费用机构流向总额的年平均增长速度高出了 0.88 个百分点。2009 年至 2011 年，药品费用占卫生总费用的比重略呈上升趋势，三年分别为 45.35%、46.74% 和 46.04%（表 4-3-5）。

从构成来看，流向医院的药品费用所占比重基本上呈下降趋势，而流向药品及其他医用品零售机构的药品费用所占比重则呈上升趋势，原因可能是本地居民越来越倾向于在药店购药，或者是外来人员在药店购药越来越多（表 4-3-6、图 4-3-3）。

表 4-3-5 2009—2011 年药品费用流向

年份	药品费用总计（亿元）	其中：				药品费用占卫生总费用比重（%）
		医院费用（亿元）	门诊机构费用（亿元）	药品及其他医用品零售机构费用（亿元）	公共卫生机构费用（亿元）	
2009	424.48	267.46	5.21	149.03	2.79	45.35
2010	543.74	333.50	8.25	198.48	3.52	46.74
2011	655.85	382.90	9.08	258.89	4.98	46.04
年均增长速度（%）	17.38	12.99	24.68	24.46	26.25	-4.86

表 4-3-6　2009—2011 年药品费用流向构成

年份	合计（％）	其中：			
		医院费用（％）	门诊机构 费用（％）	药品及其他 医用品零售机构 费用（％）	公共卫生机构 费用（％）
2009	100.00	63.01	1.23	35.11	0.66
2010	100.00	61.33	1.52	36.50	0.65
2011	100.00	58.38	1.38	39.47	0.76

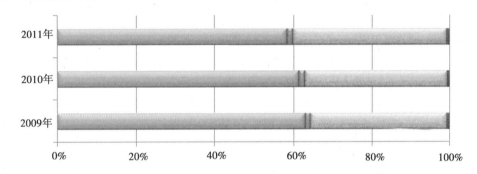

图 4-3-3　2009—2011 年药品费用流向变化趋势

■ 医院费用；▨ 门诊机构费用

▨ 药品及其他医用品零售机构费用；■ 公共卫生机构费用

对流向医院的药品费用做进一步分析，由表 4-3-7、表 4-3-8 可知，流向城市医院的药品费用构成呈下降趋势，而县医院和社区卫生服务中心（含街道卫生院、乡镇卫生院、独立站）两者所占比例呈上升趋势。北京市居民呈现出从城市大医院购买药品转向去郊区医院和社区卫生服务中心等基层医疗机构购买药品的趋势（图 4-3-4）。

表 4-3-7　2009—2011 年医院药品费用流向

年份	总计 （亿元）	其中：			
		城市医院 （亿元）	县医院 （亿元）	社区卫生服务 中心（亿元）	其他 （亿元）
2009	267.46	205.35	38.74	23.15	0.23
2010	333.50	254.87	48.08	30.28	0.27
2011	382.90	287.44	56.37	38.80	0.29
年均增长 速度（％）	12.99	11.73	13.92	22.26	6.10

表 4-3-8　2009—2011 年医院药品费用流向构成

年份	总计（%）	其中：			
		城市医院（%）	县医院（%）	社区卫生服务中心（%）	其他（%）
2009	100.00	76.78	14.48	8.65	0.08
2010	100.00	76.42	14.42	9.08	0.08
2011	100.00	75.07	14.72	10.13	0.07

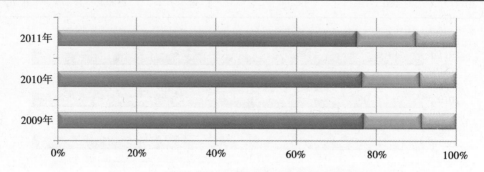

图 4-3-4　2009—2011 年医院药品费用流向变化趋势

■ 城市医院（部属、市直属、城八区）；■ 县医院（十区县）

■ 社区卫生服务中心；■ 其他

四、主 要 结 论

1. 卫生筹资总量持续增长，增速高于全国平均水平。

北京市卫生总费用来源法总额从 2009 年到 2011 年医改三年期间呈递增趋势，从 689.60 亿元增长到 977.26 亿元，按可比价格计算，年均增长速度 12.42%，高于全国平均水平。

2. 卫生事业与社会经济协调发展。

北京市卫生总费用占 GDP 的比重逐年上升，卫生消费弹性系数大于 1，表明北京地区全社会对卫生的投入增长略快于经济发展速度，符合现阶段北京市卫生事业发展的要求。

3. 卫生筹资结构更加合理。

医改三年间，北京市政府卫生支出和社会卫生支出都有较大幅度的增长，年均增长速度分别为 10.51% 和 16.79%，而个人现金卫生支出增长缓慢，使得个人现金卫生支出所占比重下降了 2.43 个百分点。总体来看，医改三年，北京市卫生总费用总量持续增长，政府对卫生事业的投入呈增加的趋势，社会保障力度逐步加强，北京市居民个人现金卫生支出所占比重逐步减少。

个人现金卫生支出所占比重在 2011 年有小幅回升，提示医改惠民政策在一定程度上刺激了居民医疗服务需求的释放，若要保持个人现金卫生支出的比重持续下降，将是对北京市卫生筹资提出的新的挑战。

4. 公共筹资力度逐年加强。

从国际口径来看，北京市广义政府卫生支出占总费用的比重由 2009 年的 61.68%升至 2011 年的 66.21%，广义政府卫生支出占 GDP 的比重也从 3.50%增长至 3.98%。表明随着首都卫生事业的不断发展，公共筹资力度加强，距离卫生筹资全民覆盖的目标越来越近。

5. 政府对卫生的投入力度加大。

北京市政府卫生支出年均增速快于地方公共财政预算支出和 GDP 的年均增速，占地方公共财政预算支出和 GDP 的比重也呈上升趋势，政府对卫生的投入力度加大，承担了越来越大的责任。

6. 社会医疗保障范围不断扩大，医疗保障经费增长迅速。

2009—2011 年，北京市社会医疗保障经费从 294.40 亿元增长至 470.31 亿元，年均增长速度 19.36%，社会医疗保障经费占卫生总费用比重也呈上升趋势。医改三年以来，北京市社会医疗保障范围不断扩大，实现了城镇职工、城镇居民基本医疗保险、新型农村合作医疗和城乡医疗救助体系的全面覆盖。

7. 居民就医负担呈下降趋势。

医改三年，北京市人均个人现金卫生支出年均增长 0.14%，远低于人均政府卫生支出 3.05%和社会卫生支出 8.90%的年均增长速度；个人现金卫生支出占卫生总费用的比重由 27.87%降至 25.44%，下降 2.43 个百分点；城乡居民个人现金卫生支出占可支配收入（纯收入）及占消费性支出的比重均呈下降趋势。以上指标的变化能够提示，北京市卫生筹资越来越少依靠居民个人现金支付，城乡居民的就医负担下降。

8. 资源配置流向更加合理。

北京市卫生总费用更多流向基层。2009—2011 年，北京市卫生总费用流向社区卫生服务中心的费用总额从 46.67 亿元增至 77.19 亿元，年均增长速度为 21.44%，社区卫生服务中心的卫生费用占医院费用总额的比例由 2009 年的 7.00%升至 2011 年的 7.58%，比重逐年加大，北京市分级医疗成效初步显现。

9. 药品更多流向基层。

流向城市医院的药品费用构成呈下降趋势，而县医院和社区卫生服务中心（含街道卫生院、乡镇卫生院、独立站）两者所占比例呈上升趋势。北京市居民有从城市大医院转向去郊区医院和社区卫生服务中心等基层医疗机构购买药品的趋势。

第五部分

北京市外来就医与外来购药对卫生
总费用核算平衡的影响研究

一、研究背景及方法

（一）研究背景

根据国家卫生计生委卫生发展研究中心对我国次国家级卫生总费用核算的要求，目前各地区均使用来源法和机构法两套体系对本地区卫生总费用进行核算，两种方法有各自独立的核算框架和指标体系，核算结果既可以从筹资来源和机构流向两个不同的角度为卫生政策的制定和调整提出建议，又可以对核算结果相互验证，理论上两种方法核算结果的差异应在5%以内。但北京市卫生总费用时间序列（2000—2011年）核算结果表明，北京市历年机构法核算结果均大于来源法，且其差异情况每年都较大（2003年除外），且呈逐年增加的趋势，2011年北京市卫生总费用来源法与机构法核算结果相差406.06亿元，相当于来源总额的39.87%（表5-1-1）。若要更好地发挥卫生总费用核算在北京市卫生政策制定和调整上的作用，需要对北京市卫生总费用两种核算方法产生差异的原因做进一步分析。

表 5-1-1　北京市卫生总费用来源法与机构法核算结果差异比较

年份	来源法核算结果 （全口径）（亿元）	机构法核算结果 （亿元）	机构法-来源法差异 （亿元）	差异占来源 法核算结果%
2002	270.81	286.53	15.72	5.80
2003	324.03	318.92	-5.11	-1.58
2004	368.71	403.71	35.01	9.49
2005	446.24	471.10	24.85	5.57
2006	513.10	559.66	46.55	9.07
2007	541.51	673.32	131.81	24.34
2008	689.65	842.39	152.74	22.15
2009	714.55	936.00	221.45	30.99
2010	855.46	1163.33	307.86	35.99
2011	1018.58	1424.64	406.06	39.87

根据北京市卫生总费用核算协作组初步探讨结果，差异的产生可能与北京市大型医疗机构和零售药店存在大量的外来就医、外来购药现象有关。北京市作为首都，拥有丰富、优质的医疗资源，不仅为北京市居民提供医疗服务，同时吸引了大量外来就医、购药者，表现在以下两种方式：一是专程来京就医、购药；二是短期来京旅游、出差、探亲和学习，不可避免也消耗了北京市的医疗卫生资源。按照卫生总费用核算原则，外来就医、购药发生的费用不计入北京市卫生筹资总额，但计入北京市卫生总费用机构分配总额。

核算这部分费用有助于卫生总费用核算平衡分析，也有助于分析北京市卫生系统对全国其他地区居民健康作出的贡献，更好地发挥卫生总费用核算在北京市卫生政策制定和调整上的作用。

（二）研究方法

研究外来就医购药研究思路见图 5-1-1。

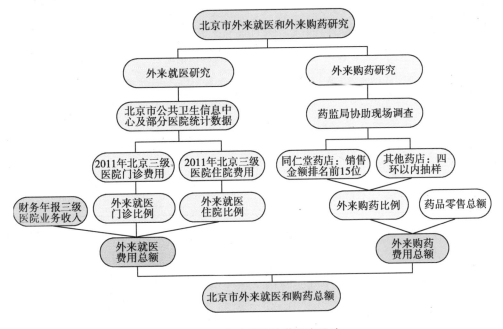

图 5-1-1　外来就医购药研究思路

1. 外来就医研究

（1）数据来源：北京市公共卫生信息中心统计数据，部分医院信息部门统计数据和访谈数据。

（2）研究对象：北京优质医疗资源吸引的专程来京就医一般集中在大型三级医院或专科医院，因此本研究样本选取情况如下：

住院：北京市 51 家三级医院住院费用数据，包括北京市市属和央属三级医院，均为北京市公共卫生信息中心数据。

门诊：北京市 6 家三级医院门诊费用数据，包括北京市市属及区县属、央属、军队武警属三级医院。其中 3 家数据为北京市公共卫生信息中心数据，3 家数据为本机构内部统计数据。

外来就医总费用由以上样本机构外来就医比例推算。

2. 外来购药研究

（1）数据来源：依靠北京市食品药品监督管理局与各区县药监局和零售药店的沟通协调，对北京部分药品零售机构进行现场调查。调查主要集中在 7 月中下旬，每家机构调查 2 天，周末和非周末各 1 天，调查时间为早 8 点 30 至晚 5 点 30。在调查时间段，调查零售药店的全部购药人员。

（2）研究对象

抽样方案：北京市共有 6341 家零售药店，根据初步调查分析，来京专程购药人员主要被产销一体、知名度高的同仁堂所吸引，因此从同仁堂抽取其在全市销售总额排名前 15 的分店；此外，由于北京有大量的短期来京旅游、出差、探亲和学习人员，这部分人均可能发生临时购药行为，一般会在就近的药店购买，考虑到调查的可行性，本研究仅调查四环以内的规模较大的药品连锁机构嘉事堂、金象和医保全新三家机构，对其零售门店按区进行随机抽样调查（表 5-1-2）。

外地来京购药总费用由特定时间内，以上四大零售连锁药店实际购药费用推算。

表 5-1-2　药店抽样及实际调研情况

药店名称	四环以内药店数	初步抽样机构数	实际调研机构数	实际调研人数
同仁堂	—	15	11	3697
金象	86	23	23	3191
嘉事堂	51	13	12	1412
医保全新	31	9	9	1196
总计	—	60	55	9496

调查对象：抽样调查同仁堂、嘉事堂、金象和医保全新四大零售连锁机构所属门店 55 个，购药人员 9496 人。

大规模调查展开之前，课题组选取同仁堂安德路药店进行预调研，根据预调研结果，外来购药人数比例为 14.21%，根据统计学中估计总体率所需样本量的方法，在容许误差（$\delta = 0.01$）的情况下，调查 4684 名购药人员是最小的样本量。实际调查人数符合样本量的要求。

3. 推算方法

（1）外来就医费用的推算

外就医费用 = 2011 年北京市医疗机构门诊收入总量 × 外来人员就医门诊费用比例 + 2011 年北京市医疗机构住院收入总量 × 外来人员就医住院费用比例

其中：2011 年北京市医疗机构门诊和住院收入总量来源于卫生财务年报和卫生统计年报，外来人员就医门诊费用比例和外来人员就医住院费用比例为样本机构费用比例。

（2）外来购药费用的推算

外来购药费用 = 2011 年同仁堂药店药品销售额 × 同仁堂药店外来人员购药费用比例 + 2011 年其他药店药品销售额 × 其他药店外来人员购药费用比例

2011 年同仁堂药店药品销售额 = 2011 年北京市药品零售机构药品销售总额 × 同仁堂药店药品销售额所占比例

2011 年其他药店药品销售额 = 2011 年北京市药品零售机构药品销售总额 × 其他药店药品销售额所占比例

其中：2011 年北京市药品零售机构药品销售总额来源于北京市统计局，同仁堂药店和其他药店药品销售额所占比例来源于北京市食品药品监督管理局统计结果，同仁堂药店外来人员购药费用比例和其他药店外来人员购药费用比例为样本药店的调查数据。

二、调查结果分析

（一）北京市外来就医、购药总费用

北京市外来就医住院和门诊费用为 247.81 亿元，其中外来就医住院费用为 159.07 亿元，外来就医门诊费用为 88.74 亿元，外来就医总费用占到三级医院业务总收入的 42.02%，外来住院费用占比重高于门诊费用。

机构法核算北京市药品零售机构药品费用总计为 258.89 亿元，外来购药费用占 25.41%。外来购药中，同仁堂药店的费用为 8.23 亿元，其他药店的费用为 57.56 亿元，同仁堂药店外来购药比重明显高于其他药店。

从人均费用来看，外来人员住院人均花费 2.17 万元，在药店购药人均花费 287.89 元（表 5-2-1）。

表 5-2-1　2011 年外来就医和外来购药所占比重及费用金额*

指标	外来就医或购药费用占同类机构费用比重（%）(1)*	三级医院业务总收入或药品零售机构药品销售额（亿元）(2)**	外来就医、购药费用（亿元）(3) =（2）*（1）	外来就医、购药人均费用（元）
外来就医、购药总计	—	—	313.60	—
其中：外来就医	42.02	589.75	247.81	—
住院	49.77	319.63	159.07	21700
门诊	32.85	270.13	88.74	—
外来购药***	25.41	258.89	65.79	287.89
同仁堂药店	49.47	16.63	8.23	—
其他药店	23.76	242.26	57.56	—

（二）外来就医购药对北京市卫生总费用核算平衡的影响

北京市卫生总费用来源法和机构法两种核算方法结果产生差距的原因主要是两种方法核算范围不同，主要包括以下四个方面：

1. 产生核算差异的原因

（1）大型医疗机构业务收入中外来人员就医收费：卫生总费用来源法与机构法核算平

---

* 数据来源为样本机构调查或统计数据；** 数据来源为北京市卫生统计年报和北京市统计局；*** 外来购药仅涉及药品零售，不含滋补品或保健品、器械和其他费用。

衡的问题在每年例行的全国卫生总费用核算研讨会上已经几次被各地区提出，经过各省卫生总费用核算工作人员的初步探讨，认为人员的省际流动是影响卫生总费用核算平衡的主要原因之一。从卫生总费用来源法核算原则来看，本地区常住居民，或在本地区参加医疗保险（包括新农合），其筹资都计入本地区的卫生总费用。机构法的核算是从本地区的医疗卫生机构入手，凡是地处本地区的医疗卫生机构，其机构收入都计入本地区的卫生总费用。当 A 地区的常住居民流动到 B 地区就医时，相关费用纳入 A 地区的来源法核算和 B 地区的机构法核算。因此，各地区的卫生总费用来源法及机构法核算结果一般存在以下规律：经济较发达、医疗条件较好的地区，机构法的核算结果大于来源法，主要是由于外来人口就医而导致机构法数据较大，反之对于经济欠发达、医疗条件欠佳的地区，则来源法的核算结果大于机构法，主要是由于该地区人口外出就医的较多。北京市是我国首都，拥有丰富、优质的医疗资源，不可避免会吸引大量的外来就医、购药者，这也是北京市来源法与机构法核算结果差异大的重要原因。

（2）药品及其他医用品零售机构费用：北京药品零售机构存在一定数量的外来人员购药现象，会导致机构法核算结果大于来源法核算结果。其原因与大型医疗机构外来人员就医费用对两种方法核算结果平衡的影响类似。

（3）军队医疗机构费用：由于军队的特殊性，地方统计数据均不含军队数据。北京市有 19 家军队医疗机构，这些驻京军队医疗机构均具有一定的规模、拥有优质的医疗资源，除了承担军队人员相关医疗任务外，还吸引了大量北京市常住居民和外来人员就医，这是导致机构法核算结果大于来源法核算结果的原因之一。见图 5-2-1 所示。

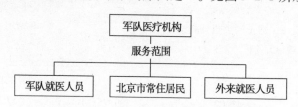

图 5-2-1 军队医疗机构服务范围

从筹资来源角度来看，社会医疗保险、个人现金支出两部分仅为北京常住人口的费用，符合总费用核算的原则，而政府卫生支出部分则很难区分财政投入分别针对本地居民、外来就医人员和军队人员的比例，因此来源法用全口径进行统计时把财政对军队医疗机构的投入全部计算在内。

从机构流向角度来看，包含了军队医疗机构的全部收入，如没有将军队医疗机构的军队人员、外来人员就医费用扣除，就会导致机构法核算结果大于来源法。

（4）社会医疗保险基金当年结余：根据我国卫生总费用核算统一方法要求，来源法对社会医疗保险费用的核算采用的是基金收入的数据，而机构法则只能采用基金支出的数据，而基金当年结余则导致了来源法大于机构法核算结果。由于该因素对总费用计算结果影响较小，故可忽略不计。

除上述四个主要原因之外，基层医疗机构也会有外来就医人员，但是考虑到外来人员专程去基层医疗机构就医的现象很少，所以将其对总费用平衡的影响忽略。

2. 北京市卫生总费用核算平衡分析 2011 年北京市卫生总费用来源法全口径核算总

额为1018.58亿元，机构法核算总额为1424.64亿元，两者相差406.06亿元，相当于来源总额的39.87%。将能够解释的差异（313.60亿元）剔除后，来源法与机构法差异降为92.46亿元，仅占来源法总额的9.08%，两种方法的核算结果基本平衡（表5-2-2）。

表5-2-2　2011年北京市来源法与机构法核算结果平衡分析表

指标	数值
来源法核算结果（全口径）（亿元）	1018.58
机构法核算结果（亿元）	1424.64
两种方法差异（亿元）	406.06
差异占来源法结果百分比（%）	39.87
其中：能够解释的差异合计（亿元）	313.60
占总差异的比重（%）	77.23
调整后的两种方法差异（亿元）	92.46
调整后的差异占来源法结果的百分比（%）	9.08

北京市外来就医费用247.81亿元，外来购药65.79亿元，合计占总差异的77.23%，外来就医购药对总费用平衡的影响程度很大，是导致机构法核算结果大于来源法的主要原因（表5-2-3）。

表5-2-3　外来就医购药对北京市卫生总费用平衡核算的影响

指标	金额（亿元）	占总差异的百分比（%）
北京市来源法与机构法核算结果差异	406.06	100
北京市外来就医购药	313.60	77.23
其中：外来就医	247.81	61.03
住院	159.07	39.17
门诊	88.74	21.85
外来购药	65.79	16.20

"丁字账"平衡表左方为筹资方，反映卫生总费用来源，右方为分配方，反映卫生资源的流向。通过"丁字账"平衡表反映卫生资金筹集和资金在各机构间配置的平衡关系（表5-2-4）。

（三）北京市外来就医、购药人员来源地及对其他地区卫生总费用核算平衡的影响

1. 来源地构成　居住地是影响京外居民赴京就医购药的主要因素之一。外来就医住院以北京周边省份居民所占比例较高，最高的是河北，住院费用和人次数分别占26.13%和27.36%，内蒙古的就医费用和人次数比例也超过10%，排第二位；港澳台地区、上海、海南及西部地区居民赴京就医住院费用和人次数所占比例为最少，区域性比较明显。人均费用以港澳台地区水平为最高，重庆、湖北、四川等西南地区为最低；平均住院日以贵州最高，为13.86天，重庆最低，为9.53天（表5-2-5）。

表 5-2-4 北京市卫生总费用来源法和机构法"丁字账"平衡表

来源法		机构法	
总额（亿元）	1018.58	差异处理后总额（亿元）	1111.04
1. 政府卫生支出	316.80	总额（亿元）	1424.64
2. 社会卫生支出	453.16	1. 医院费用	1018.17
3. 个人现金卫生支出	248.62	2. 门诊机构费用	25.61
		3. 药品及其他医用品零售机构费用	258.89
		4. 公共卫生机构费用	60.99
		5. 卫生行政和医疗保险管理机构费用	15.77
		6. 其他卫生费用	45.2

表 5-2-5 北京市外来就医按不同来源地费用分析

地区	住院费用构成（%）	住院人次数构成（%）	人均费用（万元）	平均住院日（日）
河北	26.13	27.36	2.32	10.95
内蒙古	11.67	11.28	2.51	10.47
山东	9.51	8.74	2.64	11.15
山西	9.47	8.41	2.73	11.22
河南	7.66	7.70	2.41	11.41
黑龙江	5.75	5.78	2.42	10.65
辽宁	5.29	5.06	2.54	11.44
吉林	3.12	3.02	2.51	10.63
安徽	3.08	3.40	2.20	10.41
江苏	2.01	1.95	2.50	12.02
浙江	1.48	1.51	2.37	11.33
陕西	1.45	1.63	2.15	11.77
天津	1.39	1.45	2.32	10.46
江西	1.33	1.42	2.27	111.97
四川	1.24	1.50	2.00	10.43
湖北	1.24	1.58	1.90	10.43
甘肃	1.22	1.28	2.30	13.02
湖南	1.15	1.29	2.15	11.66
福建	1.12	1.05	2.60	11.52
新疆	0.84	0.79	2.58	13.75
广东	0.72	0.69	2.52	10.57

续表

地区	住院费用构成（%）	住院人次数构成（%）	人均费用（万元）	平均住院日（日）
宁夏	0.56	0.50	2.72	12.98
青海	0.53	0.48	2.72	13.46
贵州	0.48	0.48	2.42	13.86
云南	0.45	0.43	2.54	11.93
广西	0.30	0.29	2.45	10.78
重庆	0.24	0.34	1.75	9.53
西藏	0.20	0.19	2.50	12.55
上海	0.19	0.18	2.49	11.52
海南	0.15	0.16	2.27	11.72
台港澳	0.04	0.03	2.96	11.46
总计	100.00	100.00	2.43	11.08

外来购药人员中，来自河北的人数最多，占所有购药人数的 14.39%，主要原因可能是其距离北京最近，来京购药非常方便。但是购药总费用最高的是广东，占 18.89%（表 5-2-6）。

表 5-2-6 北京市外来购药人员各省份人数及费用构成

地区	人数百分比（%）	总费用百分比（%）
河北	14.39	10.89
河南	7.32	6.55
广东	7.22	18.89
黑龙江	7.07	10.06
山东	6.78	5.21
内蒙古	5.84	6.39
山西	5.84	2.48
辽宁	4.62	3.20
吉林	3.83	2.56
四川	3.83	2.33
湖北	3.34	1.10
江苏	3.34	2.62
湖南	3.24	5.94
陕西	2.60	1.86
安徽	2.31	1.47

续表

地区	人数百分比（%）	总费用百分比（%）
浙江	2.06	2.16
江西	1.96	1.27
甘肃	1.67	0.70
天津	1.52	1.22
福建	1.47	0.91
新疆	1.23	0.40
重庆	1.08	0.21
上海	0.93	1.47
广西	0.83	0.35
宁夏	0.83	0.15
贵州	0.79	1.25
青海	0.44	0.63
云南	0.44	0.27
海南	0.15	0.61
台港澳	0.54	2.03
西藏	0.05	0.11
国外	2.41	4.69
总计	100.00	100.00

2. 北京市外来就医购药对其他地区卫生总费用核算平衡的影响　从国家级卫生总费用核算来看，每年的差异基本保持在5%以内，但在次国家级核算中发现，部分地区来源法与机构法核算结果差异较大（表5-2-7）。

表5-2-7　2011年各地区卫生总费用来源法与机构法核算结果对比

地区	来源法结果（亿元）	机构法结果（亿元）	机构法-来源法（亿元）	差值占来源法总额百分比（%）	差异
北京	1018.58	1424.64	406.06	39.87	有差异
广东	1851.75	2050.03	198.28	10.71	
上海	930.24	1053.24	123.00	13.22	
浙江	1419.41	1506.68	87.27	6.15	
山东	1648.65	1688.64	39.99	2.43	无差异
新疆	424.23	436.62	12.39	2.92	
天津	411.10	422.19	11.09	2.70	

续表

地区	来源法结果 （亿元）	机构法结果 （亿元）	机构法-来源法 （亿元）	差值占来源法 总额百分比（%）	差异
福建	617.68	615.39	-2.29	-0.37	
江西	587.48	571.95	-15.53	-2.64	
云南	679.67	654.87	-24.80	-3.65	
甘肃	393.60	363.59	-30.01	-7.62	有差异
黑龙江	730.54	598.46	-132.08	-18.08	
吉林	515.33	374.19	-141.14	-27.39	

结合各地区卫生总费用核算结果来看，来源法大于机构法核算结果，且差异较大的黑龙江和吉林两省居民均在北京有相当比例的就医或购药行为。

三、结论及建议

（一）研究结论

1. 北京市医疗系统承担了大量外地来京患者的医疗服务。

北京市医疗系统承担了大量京外患者诊治的任务，三级医院医疗业务收入的42.02%为外来就医患者支付。一方面，外来就医患者成为北京市三级医疗机构重要收入来源；另一方面，外来就医患者中疑难杂症和危重病人的比例较高，这些病例对于扩展医务人员医学知识、提高医疗设备使用效率、提升医院服务水平具有重要意义。此外，外来就医患者还会带动医院周边药品零售、餐饮、住宿等行业的发展。例如，在此次药店调查中发现，大型医院周边药店的销售额和购药人数较其他同类药店高。

2. 北京市药品零售机构药品销售费用中包含相当比例外来消费，名优企业贡献突出。

北京市药品零售机构购药及其他消费费用中，包含相当大比例外来消费，其中仅外来购药费用即达到65.79亿元，占北京市全部药品费用的比例达到25.41%。北京市同仁堂作为北京市传统名优品牌企业，以其明显的质量优势不仅吸引了大量外地人员前来购药，还满足了外来人员及北京市常住居民消费滋补、保健品及其他医疗用品的大量需求。

3. 外来就医与外来购药是影响卫生总费用核算平衡的主要原因。

本研究结果显示，2011年北京市外来就医费用为247.81亿元，外来购药费用为65.79亿元，合计313.60亿元。通过对外来就医和外来购药费用的计算，使来源法和机构法的计算结果差异从406.06亿元下降到92.46亿元。外来就医与外来购药费用占来源法和机构法差额的比例为77.23%，对北京市总费用平衡的影响程度较大，是导致机构法核算结果大于来源法的主要原因。

（二）建议

1. 政策建议

（1）北京市卫生资源配置要充分考虑外来就医和购药因素。北京市卫生资源不仅要满足北京市常住居民的卫生服务需要，还为外来就医和购药者提供大量服务，这在一定程度上增加了北京市常住居民就医的难度。因此在制定北京地区医疗卫生资源规划和确定卫生资源配置标准时，应予以充分考虑，以满足北京市和全国其他地区居民对首都卫生服务提供能力的整体要求。

（2）增加中央转移支付，缩小全国医疗资源差距水平。研究外来就医情况中发现，距离北京较远、经济较发达且医疗资源丰富的地区来京就医人数相对较少，如上海、海南、西藏等地区，而河北、内蒙古、山东、山西、河南和东三省等地区，由于这些省市离北京较近，或经济水平相对较差、医疗资源不够丰富，其居民来京看病人员数量较大。所以，中央和各省市政府应加大对卫生资源稀缺地区的医疗经费投入，减小不同地区医疗资源的差距和不公平性，从根本上解决患者看病难的问题。

2. 对相关研究的建议

（1）充分利用现有数据。随着信息化水平的提高，以及卫生行政部门对卫生统计工作提出的新要求，各地卫生统计工作的质量逐渐完善，内容逐渐完整，在进行相关分析和研究时，首先应对本地区的卫生统计、卫生财务制度进行深入研究，充分利用已收集的数据，而不要盲目开展调查，尽量避免浪费。例如，北京市卫生统计部门在对住院患者的常规统计中，有"是否本地常住居民"的统计字段，可以直接汇总统计，而门诊患者由于其就医的特点，即使设有"家庭住址"的字段，也很难保证信息填报的准确和完整，需要对各医院的数据进行筛选使用，如果数据筛选工作不可行，再考虑结合访谈和现场调查的形式进行补充。

（2）适当结合现场调查。如果现有数据无法满足研究需求，则考虑进行现场调查。可以从以下几个方面考虑：

一是尽量保证调查对象的配合。北京市外来购药的调查是与北京市药监局合作开展的，因此各药店的配合度较高，而对于购药者，则只能通过其他的方法尽量保证应答率，如赠送小礼品、调查员佩戴工作证等。

二是调查方案的设定要考虑调查工作的可行性，以及投入产出比。比如采用符合统计学要求的抽样调查的方法代替全面调查；另外，对于偏远地区的药店，如果其费用水平低，又很少有外来购药者，从安全和经济的角度则考虑放弃调查，使用推算的方法。北京市外来购药的调查主要就是对四环以内的药店开展了调查。

第六部分

北京市零售药店专题调查研究

一、研究背景及方法

（一）研究背景

北京市卫生总费用机构法核算的结果表明，2000年以来北京市药品零售机构费用占卫生总费用机构流向总额的比重基本呈上升趋势，至2011年，该比例升至18.17%，远高于全国9.87%的平均水平，并且在全国排名首位。理论上来讲，药品零售机构费用占比重之所以偏高，既可能与北京市常住居民的就医购药的行为习惯有关，也可能与京外人员购药数量金额高有关。

对于北京市常住居民而言，零售药店的购药费用尚未纳入社会医疗保障制度的报销范围，药店购药基本上都是个人自付，因此常住居民应更倾向于在定点医疗机构的药房购药，若此部分购药者是影响药品零售机构费用占比偏高的主要因素，那么就需要对常住居民倾向于在药店购药的原因做进一步研究。对于京外人员而言，北京市拥有丰富的医药资源，如同仁堂药业作为产销一体、国内外知名的连锁药店，拥有较多的自产特色药材，吸引了大量京外人员前来购药。另外，每年还有大批京外人员来京旅游、学习、出差。相关研究也表明，北京市流动人口规模较大，都在消耗着北京市的医药卫生资源。从卫生总费用来源法与机构法的核算平衡情况来看，2011年北京市卫生总费用来源法全口径核算总额为1018.58亿元，机构法核算总额为1424.64亿元，两者相差406.06亿元，相当于来源总额的39.87%，初步考虑京外人员的购药行为除了导致药品零售机构费用水平偏高之外，还可能是两种核算方法结果产生差距的重要原因之一，但常规统计数据中无相关详细信息。

为深入分析探索北京市药品零售机构费用占比偏高的原因，以及常住居民和京外人员购药行为对其的影响程度，对北京市零售药店京内外人员购药原因及京内外人员构成情况展开了现场调查，这将有助于完善北京市卫生总费用的核算结果，对北京市卫生资源的合理配置、医药卫生政策的制定和调整也有着重要意义（表6-1-1、表6-1-2）。

表 6-1-1 2000—2011 年北京市药品零售机构费用占卫生总费用机构流向总额的比重

年份	比重（%）
2000	12.93
2001	12.79
2002	14.84
2003	12.96
2004	13.58
2005	14.15
2006	14.48
2007	14.43
2008	14.26
2009	15.92
2010	17.06
2011	18.17

表 6-1-2 2011 年各地区药品零售机构费用占卫生总费用机构流向总额的比重

地区	比重（%）
全国	9.87
北京	18.17
江苏	17.25
湖北	14.58
黑龙江	12.83
新疆	12.53
湖南	12.08
辽宁	11.91
重庆	11.68
广东	10.87
浙江	10.13
广东	9.80
安徽	9.40
甘肃	9.37
山东	9.17
天津	8.63
河南	7.92

地区	比重（%）
上海	7.71
江西	7.21
山西	6.81
福建	6.57
青海	6.41
云南	5.21
吉林	4.86
陕西	4.55
四川	4.50
河北	3.57
内蒙古	3.16
海南	1.68

（二）研究方法

同《第五部分　北京市外来就医与外来购药对卫生总费用核算平衡的影响研究》。

二、调查结果分析

（一）调查对象基本情况

本研究对特定时间内至样本药店的全部消费者进行调查，共计调查 9496 人，其中外来人员占 25.02%，北京市常住居民占 74.98%。同仁堂的调查对象 3697 人中，外来人员占 33.41%；在其他药店的调查对象 5799 人中，外来人员占 19.68%。同仁堂药店的消费者中外来人员比例明显高于其他药店（表 6-2-1）。

表 6-2-1　外来购药调查对象分类

药店类型	调查人数	其中：	
		外来人员所占百分比（%）	北京市常住居民所占百分比（%）
同仁堂药店	3697	33.41	66.59
其他药店	5799	19.68	80.32
合计	9496	25.02	74.98

（二）北京市外来人员和常住居民购药费用水平分析

1. 人均消费费用分析　被调查人员的人均费用为 203.13 元，其中，外来人员的人均费用为 287.89 元，北京市常住居民的人均费用为 174.84 元。消费者在同仁堂药店人均费用 414.43 元，其中，外来人员为 483.11 元，常住居民为 379.98 元。外来人员在同仁堂平均消费水平比北京常住居民高 27.14%。消费者在其他药店的人均费用 68.42 元，其中，外来人员 76.59 元，常住居民为 66.42 元。外地居民在其他药店平均消费水平比北京常住居民高 15.31%。消费者在同仁堂药店的人均消费水平明显高于其他药店，外来人员在同仁堂和其他药店的人均消费水平都明显高于本地居民（表 6-2-2）。

表 6-2-2　人均消费费用

药店类型	合计人均费用（元）	外来购药人员人均费用（元）	北京市常住居民人均费用（元）
总计	203.13	287.89	174.84
同仁堂药店	414.43	483.11	379.98
其他药店	68.42	76.59	66.42

2. 消费构成分析　消费者在药店购买商品包括西药、中成药、中药饮片、滋补品或保健品、医疗保健器械及其他。

外来人员在同仁堂药店消费费用比例最高的是滋补品和保健品，占 40.86%；其次是中成药，占 40.37%。常住居民在同仁堂药店消费费用比例最高的也是滋补品和保健品，占 62.14%；其次是中药饮片占 21.23%。

外来人员和北京市常住居民在其他药店消费费用最高的都是西药，分别占 65.43% 和 56.67%；其次均为中成药，各占 24.40% 和 20.78%。

综上所述，外来人员和北京市常住居民在同仁堂药店最主要的花费是购买滋补品和保健品，外来人员次要的花费是购买中成药，北京市常住居民次要的花费是购买中药饮片。而在其他药店，外来人员和本地居民主要花费都是购买西药和中成药（表 6-2-3）。

表 6-2-3　药店购药者消费构成

类型	合计（%）			同仁堂药店（%）			其他药店（%）		
	合计	外来人员	北京市常住居民	合计	外来人员	北京市常住居民	合计	外来人员	北京市常住居民
总计	100.00	100.00	100.00	100.00	100.00	100.00	100.00	100.00	100.00
西药	13.97	10.9	15.67	2.42	2.91	2.11	58.60	65.43	56.67
中成药	23.02	38.33	14.61	23.39	40.37	12.57	21.58	24.40	20.78
中药饮片	14.77	10.44	17.15	17.57	11.83	21.23	3.96	0.93	4.82
滋补品或保健品	44.33	36.26	48.75	53.85	40.86	62.14	7.55	4.89	8.30
器械	3.26	3.57	3.09	2.41	3.60	1.65	6.57	3.38	7.47
其他	0.65	0.51	0.72	0.36	0.44	0.31	1.75	0.97	1.97

3. 购药费用水平分析　根据卫生总费用核算原则，滋补品或保健品、医疗保健器械和其他费用不计入卫生总费用，因此将以上各项费用剔除，仅对所购药品费用进行分析。

同仁堂药店购药者中，外来人员购药人次数占 34.07%，但购药费用却高达 49.47%，其中外来人员购买中成药的人次数占 43.66%，购药费用占 67.19%，而中药饮片由于其使用的时效性，外来人员购买人次数和费用所占比重均较低。

其他药店购药者中，外来人员购药人次数仅占 21.06%，购药费用占 23.76%，两者均远低于同仁堂药店（表6-2-4）。

表6-2-4 药店购药人次及费用构成

类别	人次构成（%）			购药费用构成（%）		
	合计	外来人员	常住居民	合计	外来人员	常住居民
同仁堂药店	100	34.07	65.93	100	49.47	50.53
西药	100	31.02	68.98	100	46.82	53.18
中成药	100	43.66	56.34	100	67.19	32.81
中药饮片	100	18.22	81.78	100	26.23	73.77
其他药店	100	21.06	78.94	100	23.76	76.24
西药	100	20.60	79.40	100	24.59	75.41
中成药	100	22.34	77.66	100	24.91	75.09
中药饮片	100	10.73	89.27	100	5.16	94.84

4. 北京市外来人员购药费用总额 扣除非药品后，外来人员购药费用比例同仁堂药店为 49.47%，其他药店为 23.76%。经过计算，2011 年北京市外来人员购药费用总计为 65.79 亿元，占北京市药品及其他医用品零售机构费用（258.89 亿元）的 25.41%，占北京市卫生总费用机构流向总额（1424.64 亿元）的 4.62%，表明北京市卫生总费用的药品零售机构费用中有一定比例的费用是由外来人员来京购药所消耗的。

（三）北京市外来购药人员和常住居民购药原因分析

1. 北京市外来购药人员购药原因分析 总体来看，外来人员在京购药不论是在同仁堂药店还是其他药店，最主要原因都是"旅游、出差、探亲和学习时生病"，占比达 45.78%，远高于其他原因。在同仁堂药店，因为这个原因购药所占比重为 41.9%，略低于其他药店 50% 的比例。结果表明，在京购药人员中占最大比例的是短期停留人员，他们在京购药的行为一般是偶然发生的。

"质量好、安全"这一原因在同仁堂药店购药的外来人员中排第二，占比重为 24.71%，而在其他药店，仅有 0.54% 的外来人员选择了该原因。另外，同仁堂药店还有 17.11% 的外来人员购药"送给他人"，说明外来人员选择在同仁堂购药品牌因素的影响明显大于其他药店。

"来京工作不到半年"这一原因则在其他药店购药的外来人员中排第二，占比重为 21.14%，与"旅游、出差、探亲和学习时生病"这一选项的比例合计达 71.14%，说明外来人员在其他药店购药主要还是方便的因素影响更大。

"在京看病，在京买药"这一原因在其他药店外来购药人员中所占比重也达到了 16.15%，说明外来人员在京的就医行为也对流向零售药店的费用有一定的影响。

从卡方检验的结果来看，外来人员在同仁堂药店购药的原因中"本地没有"、"送给他人"、"质量好、安全"3 个原因要高于其他药店，而在其他药店因"在京看病，在京买药"；"旅游、出差、探亲和学习时生病"；"来京工作不到半年，就近买药"3个原因而购药则高于同仁堂药店。统计学检验的结果也表明，同仁堂药店在外来购药人员中有一定的品牌效应（表6-2-5）。

表6-2-5 外来人员购药原因构成*

购药原因	合计（%）	同仁堂药店（%）	其他药店（%）	P值
1. 本地没有	6.00	9.27	2.45	<0.001
2. 在京看病，在京买药	11.65	7.51	16.15	<0.001
3. 旅游、出差、探亲和学习时生病	45.78	41.90	50.00	<0.001
4. 送给他人	12.83	17.11	8.17	<0.001
5. 来京工作不到半年，就近买药	13.87	7.18	21.14	<0.001
6. 质量好、安全	13.13	24.71	0.54	<0.001
7. 其他	1.13	0.50	1.81	<0.050

2. 北京市常住居民医疗保障情况及购药原因分析 本次调查北京市常住居民中，有医保常住居民占67.60%，没有医保的常住居民占32.40%，大多数的常住居民拥有医疗保险。

在北京市常住居民购药原因中，无论有或者没有医保的购药人员因为"药店买药方便"所以选择在药店购药的比例均为最大，均在60%以上。其次为"品牌，质量好、安全"，分别占13.99%和12.61%。表明北京市常住居民无论是否有医保，大部分都会因为"药店买药方便"而选择在药店购药。

使用卡方检验，对有北京市医保和无北京市医保两个人群的选择差异性进行统计学分析，"药店买药方便"、"医院没有"两个选择P值小于0.05，组间有差异，说明无医保人群更多因方便而去药店购药，而有医保人群更多因医疗机构没有此药，不得已而去药店。由此可见，北京市各类医疗保障对购药人员的购药行为有一定的影响，医保病人更倾向于将医疗机构买药作为首选（表6-2-6）。

表6-2-6 常住居民购药原因构成

购药原因	合计（%）	有北京市医保（%）	无北京市医保（%）	P值
药店买药方便	63.41	60.95	68.53	<0.001
医院没有	8.07	10.14	3.74	<0.001
品牌，质量好、安全	13.54	13.99	12.61	>0.1
便宜，可以报销或用药店的优惠卡	4.67	4.98	4.03	>0.05
没必要去医院	11.66	11.76	11.47	>0.1
其他	1.20	1.30	1.00	>0.1

注：军人和公费人员按有北京市医保处理

---

 * 比例＝个数/人数，因为有些购药者在京购药有多个原因，所以比例合计大于100%。人数总计不包括拒答的人数。

三、研究结论及政策建议

（一）研究结论

1. 外来人员购药是影响北京市药品零售机构费用占卫生总费用比重较高的原因之一。

2011 年北京市外来人员的购药费用总计为 65.79 亿元，占北京市药品及其他医用品零售机构费用的 25.41%，占北京市卫生总费用机构流向总额的 4.62%，外来人员购药对北京市药品零售机构费用水平有较大的影响。

2. 名优企业虽然吸引了一定数量的外来人员购药，但外来购药仍以短期来京人员的偶然购药行为为主。

外来人员选择在同仁堂购药品牌因素的影响明显大于其他药店，同仁堂外来购药人员中有 24.71% 因为质量好，有 17.11% 为了送他人，远高于其他药店。但不论是在同仁堂药店还是其他药店，因旅游、出差、探亲、短期学习和工作而带来的外来人员购药占比重最高，短期在京停留人员的偶然购药仍然是主要构成。

3. 常住居民医保患者更倾向于将医院买药作为首选，但零售药店还是吸引了相当数量的医保患者。

北京市常住居民中，与有医保人群相比，无医保人群更多因方便而去药店购药，而有医保人群则比无医保人群更多因医院没有此药，不得已而去药店购药，说明北京市各类医疗保障对购药人员的购药行为有一定的影响，医保病人更倾向于将医疗机构买药作为首选。但北京市的零售药店中有 67.60% 的购药者有北京市医保，虽然北京市大多数零售药店尚未纳入到城乡医疗保障体系报销范围之内，但零售药店还是吸引了相当数量的医保患者，是北京市医疗服务体系非常重要的组成部分。方便是医保人群在药店购药的最主要原因，可能存在影响居民在医疗机构就医购药的深层次原因，有待进一步研究。

（二）政策建议

1. 充分发挥北京市优质医药资源和传统药品企业的优势，为发展首都的大健康产业服务。

北京市提供的大量外来购药服务，不仅满足了全国不同地区消费者对优质药品、保健产品的需求，也将带来大量的派生产品及服务的需求，包括外地来京就医，购药者及陪护，探望亲友的衣、食、住、行、购物、旅游等产品及服务的需求。北京市各大药店，尤其是同仁堂作为北京市的传统名优品牌企业，特点突出，优势明显，应给予更多支持，使其更好地发挥其作用。此外，应充分考虑外来购药产生的大量派生产品及服务的需求，提高相应的提供能力，为发展北京地区大健康产业服务。

2. 将零售药店纳入医保报销范围或合理引导医保患者在医疗机构就诊，以减轻居民的购药负担。

由于北京市尚未将零售药店纳入医保报销范围，因此，北京市居民在药店购药的费用为个人现金支付，或由各单位的补充医疗保险进行部分支付。北京市零售药店费用占卫生总费用比重偏高，并且零售药店购药者中有相当比例的医保患者，提示北京市居民的购药负担水平较高，且不被医疗保障制度所覆盖。因此，为了减轻居民的购药负担，可以考虑将零售药店纳入北京市医保报销，或合理引导居民在医疗机构就诊。前者需要出台相关管理办法，加强监管，以减少参保人员的"道德损害"，避免医保资金的浪费；后者则需要在宏观层面加强卫生资源的合理配置，在微观层面提高医疗机构的管理水平，使得居民就医购药更加便利。

第七部分

核算方法及指标解释

卫生总费用主要指标中英文对照

国内生产总值	Gross Domestic Product（GDP）
国内生产总值名义值	Nominal Value of GDP
国内生产总值实际值	Real Value of GDP
国内生产总值平减指数	GDP Deflator
当年价格	Current Prices
可比价格	Constant Prices
中国卫生总费用	China Total Health Expenditure（CTHE）
中国卫生总费用名义值	Nominal Value of CTHE
中国卫生总费用实际值	Real Value of CTHE
人均卫生总费用	Per Capita Total Health Expenditure
弹性系数	Elasticity
恩格尔系数	Engel's Coefficient
基尼系数	Gini Coefficient
财政支出	Fiscal Expenditure
中国卫生总费用（来源法）	CTHE by Source
政府卫生支出	Government Health Expenditure
社会卫生支出	Social Health Expenditure
个人现金卫生支出	Out-of-pocket Health Expenditure
广义政府卫生支出	General Government Expenditure on Health
私人卫生支出	Private Expenditure on Health
社会保障卫生支出	Social Security Expenditure on Health
狭义政府卫生支出	Territorial Government Expenditure on Health

卫生事业费	Recurrent Expenses of Health
中医事业费	Recurrent Expenses of Traditional Chinese Medicine
医学科研经费	Recurrent Expenses of Medical Science Research
卫生行政和医疗保险管理费	Recurrent Expenses of Health Administration and Insurance
政府其他部门卫生经费	Recurrent Health Expenses of Other Ministries
行政事业单位医疗经费	Insurance Fund of Government Employees
基本医疗保险基金补助	Government Basic Medical Insurance Expenditure Offset
医疗救助经费	Recurrent Expenses of Medical-aid
社会医疗保障经费	Social Health Security Expenditure
商业健康保险费	Private Health Insurance Expenditure
企业职工医疗卫生费	Enterprise Employee Health Expenditure
公费医疗	Government Insurance Scheme（GIS）
劳保医疗	Labor Insurance Scheme（LIS）
城镇职工基本医疗保险保费	Urban Employee Basic Medical Insurance Premium
城镇居民基本医疗保险保费	Urban Resident Basic Medical Insurance Premium
新型农村合作医疗经费	New Rural Cooperative Medical System（NCMS）Expenditure
中国卫生总费用（机构法）	CTEH by Provider
医院	Hospitals
门诊机构	Ambulatory Health Facilities
药品零售机构	Retail Sale and Other Providers of Medical Goods
公共卫生机构	Public Health Facilities
卫生行政和医疗保险管理机构	Health and Insurance Administration Facilities
药品费用	Pharmaceuticals Expenditure
门诊药品费用	Out-patient Pharmaceuticals Expenditure
住院药品费用	In-patient Pharmaceuticals Expenditure
零售药品费用	Retail Pharmaceuticals Expenditure
城镇居民卫生费用筹资总额	Total Health Expenditure of Urban Residents by Source
城镇居民卫生费用使用总额	Total Health Expenditure of Urban Residents by Function
农村居民卫生费用筹资总额	Total Health Expenditure of Rural Residents by Source
农村居民卫生费用使用总额	Total Health Expenditure of Rural Residents by Function
城镇居民人均医疗保健支出	Per Capita Health Expenditure of Urban Residents
城镇居民人均可支配收入	Per Capita Disposable Income of Urban Residents
城镇居民人均消费性支出	Per Capita Consumption of Urban Residents
农村居民人均医疗保健支出	Per Capita Health Expenditure of Rural Residents
农村居民人均纯收入	Per Capita Net Income of Rural Residents

农村居民人均生活消费支出	Per Capita Consumption of Rural Residents
治疗服务	Curative
康复保健服务	Rehabilitative Care
长期护理保健服务	Long-term care（hearth）
辅助性医疗服务	Ancillary services（non-specified by function）
药品	Medical goods（non-specified by function）
预防性服务	Preventive care
卫生管理和健康保险	Governance, and health system and financing administration
其他医疗服务	Other health care service not elsewhere classified（n.e.c.）

来源法卫生费用核算指导手册（2012）

一、定　义

　　来源法卫生费用核算是卫生费用核算体系的第一个层次，是按照卫生资金的筹集渠道与筹资形式收集、整理卫生总费用数据，测算卫生总费用的方法。

　　卫生总费用（来源法）是指某地区在一定时期内（通常指1年），为开展卫生服务活动从全社会筹集的卫生资源的货币总和，它是从卫生筹资角度分析与评价卫生资金运动。

　　卫生总费用（来源法）是以卫生服务活动为主线，根据卫生资金来源进行分类，测算全社会卫生资源投入总量及其内部构成。从宏观上反映一个地区在一定时期内卫生筹资水平和主要筹资渠道，分析与评价在一定经济发展水平条件下，该地区政府、社会和居民个人对健康的重视程度和费用负担情况，以及卫生筹资模式的主要特征及卫生筹资的公平程度。

二、指标体系

　　从筹资角度看，卫生总费用（来源法）指标体系分为三部分：政府卫生支出、社会卫生支出和个人现金卫生支出。

（一）政府卫生支出

　　政府卫生支出指各级政府用于医疗卫生服务、医疗保障、行政管理事务、人口与计划生育事务等各项事业的经费，包括上级财政拨款和本地区各级财政拨款。此外，政府卫生支出中还包括其他政府性基金卫生投入。

　　1. 医疗卫生服务支出　医疗卫生服务支出指政府财政用于补助各类医疗卫生机构提供相关卫生服务的经费。主要包括对公立医院、基层医疗卫生机构、公共卫生、中医药、食品和药品监督、医学科研及其他医疗卫生服务的支出。

　　（1）公立医院支出反映政府财政用于各级各类公立医院的支出，包括综合医院、中医

（民族）医院、传染病医院、职业病防治病院、妇产医院、儿童医院、精神病院、福利医院及行业医院等。

（2）基层医疗卫生机构支出反映政府用于基层医疗卫生机构方面的支出，包括城市社区卫生机构和乡镇卫生院等。

（3）公共卫生支出反映政府在公共卫生方面的支出，包括疾病预防控制机构、卫生监督机构、妇幼保健机构、精神卫生机构、应急救治机构、采供血机构、基本公共卫生服务、重大公共专项、突发公共卫生事件应急处理、其他专业公共卫生机构及公共卫生支出等。

（4）中医药支出反映政府在中医（民族医）药的专项支出和其他支出。

（5）食品和药品监督支出反映政府在食品药品监督管理业务方面的支出，包括食品药品及医疗器械检验、注册评审、认证、评价、药品保护、安全、执法办案等支出。

（6）医学科研支出反映卫生部门获得的用于科学技术的专项支出。

（7）其他部门卫生支出反映政府用于红十字会等机构中开展与医疗卫生服务相关的支出。

（8）其他医疗卫生支出反映除上述项目以外其他用于医疗卫生服务方面的支出。

2. 医疗保障支出　医疗保障支出反映政府用于各类医疗保障项目、对基本医疗保险基金补助、残疾人康复以及财政对下岗失业人员的医疗保险补贴的支出。

（1）医疗保障项目支出反映政府用于行政单位医疗、事业单位医疗、公务员医疗补助、优抚对象医疗补助、城市医疗救助、新型农村合作医疗、农村医疗救助、城镇居民基本医疗保险和其他医疗保障项目的支出。

其中行政事业单位医疗是指各级政府为部分人群提供的医疗保障基金，包括尚未参加社会基本医疗保险的行政事业单位职工公费医疗经费；已参加社会基本医疗保险的职工按政策规定由财政集中安排的医疗保险缴费经费；按国家规定享受离休人员、红军老战士待遇人员的医疗经费等。

但是，各地财政部门对行政单位医疗和事业单位医疗的实际操作口径略有不同，如可能将公费医疗和（或）离休人员医疗费用列入其他医疗保障支出（政府支出功能分类科目：2100599）中；或是未将机关事业单位负担的城镇职工基本医疗保险费列入行政事业单位医疗经费中，而是列在各部门基本补助中。所以在测算时要了解清楚本地区的具体情况，以避免社会卫生支出中城镇职工基本医疗保险基金的测算出现遗漏或重复。

（2）财政对基本医疗保险基金补助反映财政直接对城镇职工基本医疗保险基金的补助支出。

（3）残疾人康复反映在残疾人事业中，由各级残疾人联合会管理，政府投入用于残疾人康复的费用，包括白内障复明、低视力康复、残疾人辅助器具供应等。

（4）财政对下岗失业人员的医疗保险补贴反映财政用于符合条件的下岗失业人员再就业的医疗保险补贴。

3. 行政事务管理支出　行政事务管理支出反映政府用于卫生相关的行政事务管理的支出，主要包括医疗卫生管理事务支出、医疗保险管理事务支出以及食品和药品监督管理事务支出。

（1）医疗卫生管理事务支出反映卫生、中医等部门管理事务的支出，包括行政运行、一般行政管理和机关服务支出等。

（2）医疗保险管理事务支出反映各种社会医疗保险在经办中由政府负担的管理费用，包括城镇职工基本医疗保险、城镇居民基本医疗保险和新型农村合作医疗制度。

（3）食品和药品监督管理事务支出反映食品和药品监督管理部门用于行政运行、一般行政管理事务、机关服务和事业运行方面的支出。

4. 人口与计划生育事务支出　人口与计划生育事务支出反映政府对人口与计划生育的支出，包括生殖健康促进工程、计划生育免费基本技术服务、计划生育避孕药具经费、人口和计划生育宣传教育经费、人口规划与发展战略研究、流动人口计划生育管理和服务、人口和计划生育目标责任制考核等。

5. 其他政府性基金卫生投入　其他政府性基金卫生投入反映在各级政府预算内资金外，政府性基金对各项卫生事业的投入，一般出现在当年临时发生或需要追加资金时，主要用于补助城乡居民参加各类基本医疗保险。

（二）社会卫生支出

社会卫生支出指政府外的社会各界对卫生事业的资金投入，包括社会医疗保障支出、商业健康保险费、社会办医支出、社会捐赠援助、行政事业性收费收入等。

1. 社会医疗保障支出　社会医疗保障支出反映各类社会医疗保障项目当年筹集的资金总额，但不包括政府对其直接投入和补助。社会医疗保障支出包括城镇职工基本医疗保险基金、城镇居民基本医疗保险基金、新型农村合作医疗经费、补充医疗保险基金、企业职工医疗卫生费、其他社会保险医疗补助以及其他社会医疗保障费用。

（1）城镇职工基本医疗保险基金：城镇职工基本医疗保险基金指根据国家有关规定，由纳入城镇职工基本医疗保险范围的缴费单位和个人，按国家规定的缴费基数和缴费比例缴纳的基本医疗保险基金，以及通过其他方式取得的形成基金来源的款项，如利息收入等。但是由于机关和财政供养事业单位缴纳的基金已经计入政府卫生支出中的行政单位医疗经费和事业单位医疗经费中，为避免重复计算，需要在城镇职工基本医疗保险基金收入总额中，扣除由行政事业单位缴纳的基本医疗保险基金，财政对基本医疗保险基金补助、财政对下岗失业人员的医疗保险补贴也已计入政府卫生支出中，也应在总额中予以扣除。测算时，以当年实际缴纳的基金总额为准，补缴的基金也计入本年基金数。

（2）城镇居民基本医疗保险基金：城镇居民基本医疗保险基金反映在实行城镇居民基本医疗保险的地区，居民个人根据一定筹资标准缴纳的保险资金，以及保险基金的利息收入等其他收入。各级政府对城镇居民医疗保险的补助及其相关政府部门为救助人群缴纳的费用，已包括在政府卫生支出中。

（3）新型农村合作医疗基金：新型农村合作医疗基金反映在实行新型农村合作医疗制度的地区，农村集体经济组织、农民个人根据一定筹资标准，缴纳的合作医疗资金以及新型农村合作医疗基金的利息收入和其他收入。各级政府对新型农村合作医疗的补助及其相关政府部门为救助人群缴纳的费用，已包括在政府卫生支出中。

（4）补充医疗保险：补充医疗保险主要包括公务员医疗补助、职工大额医疗补助和其他补充医疗保险基金收入。其中由政府负担的公务员医疗补助已包括在政府卫生支出中应扣除，本部分核算的公务员医疗补助主要是指参照公务员管理的事业单位负担的资金。

（5）企业职工医疗卫生费：企业职工医疗卫生费反映各类企业按照规定为离休、退休、退职人员支付的医药费用；尚未参加城镇职工基本医疗保险的企业，参照以往劳保医疗卫生费水平和已参保职工医疗保险金水平，为本企业在职职工及供养的直系亲属支付的医药卫生费；已参加城镇职工基本医疗保险的企业，在保险补偿之外，从企业职工福利费中为患大病职工额外补偿的医药卫生费。

（6）其他社会保险医疗补助：其他社会保险医疗补助指在基本养老保险、失业保险、工伤保险、生育保险的社会统筹基金中，为参保人群负担和补偿的部分医疗卫生费用。

（7）其他社会医疗保障支出：其他社会医疗保障支出主要是指除上述社会保险以外，由社会筹资渠道所筹集的医疗保险基金收入，包括机关事业单位在基本医疗保险补偿之外，从职工福利费中为患大病职工额外补偿的医药卫生费，但应剔除已列支在财政功能支出 210 类 05 款（医疗保障）中的经费。

2. 商业健康保险费　商业健康保险费反映城乡居民家庭成员自愿参加各种形式的商业健康保险，当年所缴纳的保费总额，包括财产保险中的健康险保费和人寿保险中的健康险保费。

3. 社会办医支出　社会办医支出反映除政府外的社会各界对各级各类医疗卫生机构的直接投入，包括企业办医支出、机关事业单位办医支出、社会卫生固定资产投资、村或集体对村卫生室补助等。

（1）企业办医支出：企业办医支出反映企业根据自身经济承受能力，对其所属医疗卫生机构的资金投入，经费来自本企业的职工福利费，主要用于企业办医疗卫生机构的人员经费，但不包括企业对所属医疗卫生机构的固定资产投资。

（2）机关事业单位办医支出：指机关单位和事业单位办诊所、医务室、卫生所和护理站的支出，主要用于诊所、医务室、卫生所和护理站的人员经费。

（3）社会卫生固定资产投资：社会卫生固定资产投资反映卫生部门、中医部门所属的医疗卫生机构的财政性投入以外的基本建设投资，以及工业及其他部门、营利性医疗卫生机构的基本建设投资。主要是各类医疗卫生机构通过社会各界、各部门及个人无偿赞助、国内外捐赠款、贷款等形式筹集的资金。

（4）乡或集体对村卫生室补助：乡或集体对村卫生室补助主要反映乡村集体经济组织对村卫生室的补助。

4. 社会捐赠援助　社会捐赠援助反映非营利性机构筹集或医疗卫生机构接受的，直接用于医疗卫生服务或救助家庭医疗费用的资金，主要来自国内外社会各界的捐赠，但不包括用于基本建设的资金。主要包括红十字会、民政部门和慈善总会、残联等筹集的社会资金。

5. 行政事业性收费收入　行政事业性收费收入反映卫生行政事业单位收取的各项行政事业性收费，主要来自企业等单位所交纳的各项费用，应剔除已经实施收支脱钩和归并预算管理的行政事业性收费。

（三）个人现金卫生支出

个人现金卫生支出指城乡居民在接受各类医疗卫生服务时的直接现金支付，包括享受各类医疗保险制度的居民就医时的自负费用。个人现金卫生支出分为城镇居民个人现金卫生支出和农村居民个人现金卫生支出。

1. 城镇居民个人现金卫生支出　城镇居民个人现金卫生支出指由城镇居民家庭成员

直接向医疗卫生机构支付的医疗卫生费,包括药品费、医疗费、医疗器具和其他卫生支出。

2. 农村居民个人现金卫生支出 农村居民个人现金卫生支出指由农村居民家庭成员直接向医疗卫生机构支付的医疗卫生费。

三、数据来源

来源法卫生费用核算的原始数据主要依据现有卫生统计信息系统和社会经济统计资料,包括《卫生财务年报资料》、《卫生统计年报资料》、《社会经济统计年鉴》和《劳动统计年鉴》等。有些数据需要到相关部门进行调查或访谈,调查或访谈部门主要包括财政部门、人力资源和社会保障部门、统计部门、卫生部门、民政部门、红十字会、残联以及慈善总会等。个别数据需要进行现场典型调查,或利用现有资料及相应的参数进行估算。

数据收集表及其来源请见附表2。

四、测算方法

卫生总费用(来源法)
=政府卫生支出+社会卫生支出+个人现金卫生支出

(一)政府卫生支出

政府卫生支出=医疗卫生服务支出+医疗保障支出+行政管理事务支出+人口与计划生育事务支出+其他政府性基金卫生投入

1. 医疗卫生服务支出

=公立医院支出+基层医疗卫生机构支出+公共卫生支出+中医药支出+食品和药品监督支出+医学科研支出+其他部门卫生支出+其他医疗卫生支出

(1)公立医院支出、基层医疗区卫生机构支出、公共卫生支出、中医药支出、食品和药品监督支出、其他医疗卫生支出

● 食品和药品监督支出=食品和药品监督管理事务支出 – 行政运行 – 一般行政管理事务 – 机关服务 – 事业运行

数据来源:当地财政部门。

(2)医学科研支出来自《卫生财务年报》医疗卫生机构收支决算总表(按功能分类)。

(3)其他部门卫生支出:主要包括红十字会用于卫生救护、造血干细胞数据库建设及其他卫生相关服务活动的支出。

数据来源:当地红十字会。

2. 医疗保障支出

=医疗保障项目支出+财政对基本医疗保险基金补助+残疾人康复支出+财政对下岗失业人员的医疗保险补贴

(1)医疗保障项目支出

= 行政单位医疗 + 事业单位医疗 + 公务员医疗补助 + 优抚对象医疗补助 + 城市医疗救助 + 新型农村合作医疗 + 农村医疗救助 + 城镇居民基本医疗保险 + 其他医疗保障支出

如果本地区行政单位医疗、事业单位医疗支出中不包括机关和事业单位参加城镇职工基本医疗保险时单位的缴费支出（主要由各级财政负担），需将测算城镇职工基本医疗保险基金中扣除的"实施统账结合行政单位缴费、实施统账结合事业单位缴费、单建统筹基金行政单位缴费和单建统筹基金事业单位缴费"这四项费用加在政府医疗保障支出的"其他医疗保障支出"中。

数据来源：当地财政部门。

（2）财政对基本医疗保险基金补助

数据来源：当地财政部门。

（3）残疾人康复支出

数据来源：当地财政部门。

（4）财政对下岗失业人员的医疗保险补贴

计算公式：$s = a/(a+b+c) \times S$

其中：

s 为财政对下岗失业人员的医疗保险补贴；

a 为政府补贴基本医疗保险缴费占职工工资比例；

b 为政府补贴养老保险缴费占职工工资比例；

c 为政府补贴失业保险缴费占职工工资比例（a、b、c 三个缴费比例通过对当地财政部门访谈得到或从相关文件规定中得到）；

S 为就业补助中的社会保险补贴（政府支出功能分类科目：2080704）。

3. 行政管理事务支出

= 医疗卫生管理事务支出 + 医疗保险管理事务支出 + 食品和药品监督管理事务支出

（1）医疗保险管理事务支出

数据来源：当地财政部门。

（2）医疗保险管理事务支出

计算公式1：$m = M \times p$

其中：

m 为医疗保险管理事务支出；

M 为社会保障和就业管理事务支出（政府支出功能分类科目：20801）；

p 为医疗保险管理事务支出占社会保障和就业管理事务支出百分比（可以通过对本地区劳动与社会保障部门进行访谈得到）。

如果无法从本地区劳动与社会保障部门获得 p 值，可以按照以下公式进行计算（假设本地区社会保障和就业管理事务支出各占50%，社会保障中各保险项目的管理事务支出与其覆盖的人数成正比）：

计算公式2：$m = a/(a+b+c+d+e) \times M \times 1/2$

其中：

m 为医疗保险管理事务支出；

M 为社会保障和就业管理事务支出（政府支出功能分类科目：20801）；

a 为本地区医疗保险覆盖的人口数；

b 为本地区养老保险覆盖的人口数；

c 为本地区工伤保险覆盖的人口数；

d 为本地区生育保险覆盖的人口数；

e 为本地区失业保险覆盖的人口数。

（3）食品和药品监督管理事务支出

＝行政运行＋一般行政管理事务＋机关服务＋事业运行

数据来源：当地财政部门。

4. 人口与计划生育事务

数据来源：当地财政部门。

5. 其他政府性基金卫生投入

数据来源：当地财政部门。或者可以通过计算财政预算内安排的城镇居民基本医疗保险和新型农村合作医疗政府补助，与上述保险实际获得政府补助的差值获得。

（二）社会卫生支出

社会卫生支出＝社会医疗保障支出＋商业健康保险费＋社会办医支出＋社会捐赠援助＋行政事业性收费收入

1. 社会医疗保障支出

＝城镇职工基本医疗保险基金＋城镇居民基本医疗保险基金＋新型农村合作医疗基金＋补充医疗保险＋企业职工医疗卫生费＋其他社会保险医疗补助＋其他社会医疗保障支出

（1）城镇职工基本医疗保基金

＝城镇职工基本医疗保险当年基金收入－财政对基本医疗保险基金补助－财政对下岗失业人员的医疗保险补贴－（实施统账结合行政单位缴费＋实施统账结合事业单位缴费＋单建统筹基金行政单位缴费＋单建统筹基金事业单位缴费）

如果本地区得不到"实施统账结合行政单位缴费、实施统账结合事业单位缴费、单建统筹基金行政单位缴费和单建统筹基金事业单位缴费"这四项费用，可以用如下公式计算：

城镇职工基本医疗保基金＝城镇职工基本医疗保险当年基金收入－财政对基本医疗保险基金补助－财政对下岗失业人员的医疗保险补贴－（行政单位医疗＋事业单位医疗－公费医疗经费）

使用该公式时需要核实本地区行政事业单位医疗经费的口径，看其中的公费医疗经费是否统计在行政事业单位医疗经费中，如果没有统计在行政事业单位医疗经费中，上述公式不必减公费医疗经费。

数据来源：城镇职工基本医疗保险当年基金收入、实施统账结合行政单位缴费、实施统账结合事业单位缴费、单建统筹基金行政单位缴费和单建统筹基金事业单位缴费数据来自人保部门信息统计中心。

（2）城镇居民基本医疗保险基金

＝城镇居民基本医疗保险个人缴费＋其他收入

数据来源：人保部门信息统计中心或财政部门社保基金决算。

（3）新型农村合作医疗基金

＝新型农村合作医疗农民个人缴费＋利息收入＋其他收入

数据来源：《新型农村合作医疗信息统计手册》或本地区新农合管理机构。

（4）补充医疗保险

＝（公务员医疗补助－政府负担的公务员医疗补助）＋职工大额医疗补助＋其他补充医疗保险基金收入

数据来源：人保部门信息统计中心或财政部门社保基金决算。

（5）企业职工医疗卫生费

＝企业离退休职工医疗卫生费＋企业在职职工医疗卫生费

● 企业离退休职工医疗费用包括国有企业、集体企业、其他企业对离退休职工医疗卫生费用的支出。

● 企业在职职工医疗卫生费＝企业未参保人员医疗卫生费＋企业参保职工由职工福利费支付的医疗卫生费

企业未参保人员医疗卫生费＝（企业职工人数－实施统账结合企业职工人数－单建统筹基金企业职工人数）×企业职工人均医疗卫生费水平

企业参保职工由职工福利费支付的医疗卫生费包括国有企业、集体企业和其他企业由职工福利费对企业职工支付的医疗卫生费。

（6）其他社会保险医疗补助

＝基本养老保险医疗补助金＋失业保险医疗补助金＋工伤保险医疗与康复费＋生育保险医疗待遇支出

● 工伤保险医疗与康复费

＝门急诊费用合计＋住院费用合计＋工伤康复费用

数据来源：基本养老保险医疗补助金来自当地财政部门，失业保险医疗补助金、工伤保险门急诊费用、住院费用和工伤康复费用、生育保险医疗待遇支出来自当地社会保障部门信息统计中心。

（7）其他社会医疗保障支出

＝机关事业单位由职工福利费支付的医疗卫生费＋其他

数据来源：机关事业单位由职工福利费支付的医疗卫生费来自财政厅社保处；其他保障支出来自当地社会保障部门信息统计中心。

2. 商业健康保险费

＝财产保险中健康险保费＋人寿保险中健康险保费

数据来源：财产保险中健康险保费和人寿保险中健康险保费数据来自当地《社会经济统计年鉴》或当地保险监督管理局。

3. 社会办医支出

＝企业办医支出＋机关事业单位办医支出＋社会卫生固定资产投资＋乡或集体对村卫生室补助

（1）企业办医支出

＝企业办医疗卫生机构人员数×城镇国有单位职工人均工资×企业对所属医疗机构直接投入占企业职工工资的百分比

数据来源：企业办医疗卫生机构人员数来自卫生统计资料；城镇国有单位职工人均工资来自《社会经济统计年鉴》或统计部门；企业对所属医疗机构直接投入占企业职工工资的百分比可以通过对企业办医疗卫生机构进行典型调查得到，目前全国来源法卫生费用核算采用20%这一水平。

（2）机关事业单位办医支出

=（非卫生部门政府办诊所、卫生所、医务室和护理站人数＋事业办诊所、卫生所、医务室和护理站人数）×城镇国有单位单位人均工资

数据来源：非卫生部门政府办和事业办诊所、卫生所、医务室和护理站人数来自当地卫生统计部门；城镇国有单位单位人均工资来自《社会经济统计年鉴》或统计部门。

（3）社会卫生固定资产投资

=全社会卫生固定资产投资－财政性医疗机构基本建设投资－财政性卫生机构基本建设投资＋个体开业医初始投资

● 个体开业医初始投资

=（本年营利性诊所医务室人数－上年营利性诊所医务室人数）×个体开业医人均初始投资

数据来源：社会卫生固定资产投资来自《社会经济统计年鉴》；财政性医疗机构基本建设投资、财政性卫生机构基本建设投资来自《卫生财务年报资料》；本年营利性诊所医务室人数、上年营利性诊所医务室人数来自《卫生统计年报资料》；个体开业医人均初始投资可以通过对个体开业医疗机构进行典型调查得到。

诊所中包括医务室、卫生所和护理站。

（4）乡或集体对村卫生室补助

数据来源：《卫生统计年报资料》

4. 社会捐赠援助

=红十字会社会筹资用于医疗卫生支出＋慈善总会社会筹资用于医疗卫生支出＋城乡医疗救助社会筹资＋残联社会筹资用于医疗卫生支出＋国外赠款用于医疗卫生支出

数据来源：红十字会社会筹资用于医疗卫生支出可以通过对红十字会调查得到；慈善总会社会筹资用于医疗卫生支出可以通过对慈善总会调查得到；城乡医疗救助社会筹资可以通过对民政部门调查得到；残联社会筹资用于医疗卫生支出可以通过对残联主管康复的部门调查得到；国外赠款用于医疗卫生支出可以通过对卫生部门项目管理机构调查得到。

5. 行政事业性收费收入

=卫生行政事业性收入

数据来源：卫生行政事业性收入来自当地卫生财务年报资料中卫生机构事业收入中预算外资金收入。

说明：本部分应剔除已经实施收支脱钩和归并预算管理的行政事业性收费。

（三）个人现金卫生支出

个人现金卫生支出＝城镇居民个人现金卫生支出＋农村居民个人现金卫生支出

1. 城镇居民个人现金卫生支出

=城调队城镇居民年人均医疗保健支出×本地区城镇人口数

城调队城镇居民年人均医疗保健支出＝医疗器具＋药品费＋医疗费＋其他卫生支出

数据来源：《社会经济统计年鉴》或当地统计部门。

2. 农村居民个人现金卫生支出

＝农调队农村居民年人均医疗保健支出×本地区乡村人口数

数据来源：《社会经济统计年鉴》或当地统计部门。

五、测算结果

来源法卫生费用核算结果按附表 1 进行汇总。

六、评价指标

卫生总费用（来源法）通常使用下列指标进行分析评价：

（一）总量分析指标

1. 卫生总费用 卫生总费用通常用名义值和实际值两项指标表示。按当年价格计算的卫生总费用称为卫生总费用名义值，按可比价格计算的卫生总费用称为卫生总费用实际值。它们是反映某地区卫生费用总量的重要指标，主要用于评价全社会卫生投入总体水平。

2. 人均卫生总费用 人均卫生总费用是消除人口增长因素对卫生总费用绝对值的影响，用来分析评价公平性的重要指标，人均卫生总费用一般用名义值和实际值两项指标来表示。需注意的是，人均卫生总费用应为卫生总费用除以本地区常住人口数。

3. 卫生总费用相对于国内生产总值（GDP）比重 卫生总费用相对于国内生产总值（GDP）比重通常用来反映一定时期内，一定经济水平下，某地区对卫生事业的资金投入力度，即反映全社会对卫生工作的支持程度和对居民健康的重视程度。

（二）结构分析指标

1. 政府卫生支出占卫生总费用百分比 政府卫生支出占卫生总费用百分比是进行卫生总费用筹资结构分析的重要指标，它反映政府各部门对卫生工作的支持程度和投入力度，体现政府在卫生领域的职能和重要作用。

2. 社会卫生支出占卫生总费用百分比 社会卫生支出占卫生总费用百分比是衡量社会各界对卫生服务贡献程度的重要指标，反映多渠道筹集卫生资金的作用程度。

3. 个人现金卫生支出占卫生总费用百分比 个人现金卫生支出占卫生总费用百分比是衡量城乡居民个人对医疗卫生费负担程度的评价指标，各地区不同人群对医疗卫生费的自付率反映了不同地区不同人群享受卫生服务的公平程度。

4. 政府卫生支出占财政支出百分比 中央和地方政府对卫生事业的投入，要随着经济的发展逐年增加，增加幅度不低于财政支出的增长幅度。政府卫生支出占财政支出百分比是评价各级政府对卫生工作支持程度的重要指标。

5. 社会医疗保障费用占卫生总费用百分比 社会医疗保障费用包括政府医疗保障支出、城镇职工基本医疗保险基金、新型农村合作医疗基金、城镇居民基本医疗保险基金、企业医疗卫生费等。社会医疗保障费用占卫生总费用百分比是评价一个地区社会医疗保险覆盖程度和公平性的重要指标。

（三）变化趋势分析指标

1. 卫生总费用增长速度 卫生总费用增长速度是衡量一个地区各年卫生总费用增减变化趋势和发展程度的重要评价指标。评价卫生总费用增长速度要消除价格因素的影响，把当年价格换算成可比价格，用可比价格进行测量。

2. 卫生总费用年平均增长速度

$$卫生总费用增长速度 = \frac{某地区报告期卫生总费用（可比价格）}{某地区基期卫生总费用（可比价格）} \times 100\% - 1$$

卫生总费用年平均增长速度是衡量一定时期内，卫生总费用各年平均增长变化程度和卫生总费用变化趋势的重要评价指标。

$$卫生总费用年平均增长速度 = n\sqrt{\frac{a_n}{a_o}} - 1$$

式中：

a_n 为报告期卫生总费用；

a_o 为基期卫生总费用；

n 为总计年数。

3. 卫生消费弹性系数 卫生消费弹性系数是表示卫生总费用与 GDP 增长速度之间的关系。弹性系数大于 1，说明卫生总费用增长快于 GDP 增长，弹性系数小于 1，说明卫生总费用增长速度慢于 GDP 增长。一般情况下，弹性系数保持在略高于 1 的限度内，反映卫生总费用与 GDP 基本保持适度增长。计算公式为：

$$卫生消费的弹性系数 = \frac{卫生总费用年平均增长速度}{GDP 年平均增长速度}$$

附表1 卫生总费用（来源法）核算结果表

指标	单位	年份
卫生总费用（来源法）	亿元	
一、政府卫生支出	亿元	
占卫生总费用比重	％	
（一）医疗卫生服务支出	亿元	
（二）医疗保障支出	亿元	
（三）行政管理事务支出	亿元	
（四）人口和计划生育对卫生相关支出	亿元	
二、社会卫生支出	亿元	
占卫生总费用比重	％	
（一）社会医疗保障支出	亿元	
（二）商业健康保险费	亿元	
（三）社会办医支出	亿元	
（四）社会捐赠援助	亿元	

续表

指标	单位	年份
（五）行政事业性收费收入	亿元	
三、个人现金卫生支出	亿元	
占卫生总费用比重	%	
（一）城镇居民个人现金卫生支出	亿元	
（二）农村居民个人现金卫生支出	亿元	
卫生总费用相对于地区生产总值比重	%	
人均卫生总费用	元	
政府卫生支出占财政支出	%	
政府卫生支出占 GDP 的比重	%	

注：本表按当年价格测算

附表2　来源法卫生总费用核算数据来源表

一、北京市财政局

指标	单位	年份	数据来源
一、国库处			
1. 医疗卫生管理事务	万元		政府支出功能分类科目：21001
2. 公立医院	万元		政府支出功能分类科目：21002
综合医院	万元		政府支出功能分类科目：2100201
中医（民族）医院	万元		政府支出功能分类科目：2100202
传染病医院	万元		政府支出功能分类科目：2100203
职业病防治医院	万元		政府支出功能分类科目：2100204
精神病医院	万元		政府支出功能分类科目：2100205
妇产医院	万元		政府支出功能分类科目：2100206
儿童医院	万元		政府支出功能分类科目：2100207
其他专科医院	万元		政府支出功能分类科目：2100208
福利医院	万元		政府支出功能分类科目：2100209
行业医院	万元		政府支出功能分类科目：2100210
处理医疗欠费	万元		政府支出功能分类科目：2100211
其他公立医院支出	万元		政府支出功能分类科目：2100299
3. 基层医疗卫生机构	万元		政府支出功能分类科目：21003

指标	单位	年份	数据来源
城市社区卫生机构	万元		政府支出功能分类科目：2100301
乡镇卫生院	万元		政府支出功能分类科目：2100302
其他基层医疗卫生机构支出	万元		政府支出功能分类科目：2100399
4. 公共卫生	万元		政府支出功能分类科目：21004
疾病预防控制机构	万元		政府支出功能分类科目：2100401
卫生监督机构	万元		政府支出功能分类科目：2100402
妇幼保健机构	万元		政府支出功能分类科目：2100403
精神卫生机构	万元		政府支出功能分类科目：2100404
应急救治机构	万元		政府支出功能分类科目：2100405
采供血机构	万元		政府支出功能分类科目：2100406
其他专业公共卫生机构	万元		政府支出功能分类科目：2100407
基本公共卫生服务	万元		政府支出功能分类科目：2100408
重大公共卫生专项	万元		政府支出功能分类科目：2100409
突发公共卫生事件应急处理	万元		政府支出功能分类科目：2100410
其他公共卫生支出	万元		政府支出功能分类科目：2100499
5. 医疗保障	万元		政府支出功能分类科目：21005
行政单位医疗	万元		政府支出功能分类科目：2100501
事业单位医疗	万元		政府支出功能分类科目：2100502
公务员医疗补助	万元		政府支出功能分类科目：2100503
优抚对象医疗补助	万元		政府支出功能分类科目：2100504
城市医疗救助	万元		政府支出功能分类科目：2100505
新型农村合作医疗	万元		政府支出功能分类科目：2100506
农村医疗救助	万元		政府支出功能分类科目：2100507
城镇居民基本医疗保险	万元		政府支出功能分类科目：2100508
其他医疗保障支出	万元		政府支出功能分类科目：2100599
6. 中医药	万元		政府支出功能分类科目：21006
7. 其他医疗卫生支出	万元		政府支出功能分类科目：21099
8. 食品和药品监督管理事务	万元		政府支出功能分类科目：21010
行政运行	万元		政府支出功能分类科目：2101001
一般行政管理事务	万元		政府支出功能分类科目：2101002

指标	单位	年份	数据来源
机关服务	万元		政府支出功能分类科目：2101003
事业运行	万元		政府支出功能分类科目：2101050
9. 人口与计划生育事务	万元		政府支出功能分类科目：20112
10. 社会保障和就业管理事务	万元		政府支出功能分类科目：20801
11. 财政对基本医疗保险基金补助	万元		政府支出功能分类科目：2080303
12. 就业补助中的社会保险补贴	万元		政府支出功能分类科目：2080704
13. 残疾人康复	万元		政府支出功能分类科目：2081104
14. 基本医疗保险基金收入	万元		政府收入功能分类科目：10203
基本医疗保险费收入	万元		政府收入功能分类科目：1020301
基本医疗保险基金财政补贴收入	万元		政府收入功能分类科目：1020302
其他基本医疗保险基金收入	万元		政府收入功能分类科目：1020399
15. 卫生行政事业性收入	万元		政府收入分类科目：1030447
进口药品注册审批费	万元		政府收入分类科目：103044716
GMP 认证费	万元		政府收入分类科目：103044717
GSP 认证费	万元		政府收入分类科目：103044718
已生产药品登记费	万元		政府收入分类科目：103044719
药品行政保护费	万元		政府收入分类科目：103044720
生产药典、标准品种审批费	万元		政府收入分类科目：103044721
新药审批费	万元		政府收入分类科目：103044722
新药开发评审费	万元		政府收入分类科目：103044723
中药品种保护费	万元		政府收入分类科目：103044728
登记费	万元		政府收入分类科目：103044729
药品检验费	万元		政府收入分类科目：103044731
医疗器械、制药机械检验费	万元		政府收入分类科目：103044732
其他缴入国库的卫生行政事业性收费	万元		政府收入分类科目：103044750
其他缴入财政专户的卫生行政事业性收费	万元		政府收入分类科目：103044799
二、社保处数据			
1. 基本养老保险医疗补助金	万元		社会保险基金决算 02 表
2. 失业保险医疗补助金	万元		社会保险基金决算 03 表
3. 公务员医疗补助（全部单位）	万元		社会保险基金决算附 09 表

二、北京市人力资源和社会保障局

指标	单位	年份
一、基本医疗保险参保人数		
1. 在职职工平均参保人数	人	
企业	人	
事业	人	
机关	人	
其他	人	
2. 退休人员平均参保人数	人	
企业	人	
事业	人	
机关	人	
其他	人	
二、基本医疗保险基金收入		
1. 本期实缴（单位）	万元	
企业	万元	
事业	万元	
机关	万元	
其他	万元	
2. 本期实缴（个人）	万元	
3. 本期补缴（单位）	万元	
企业	万元	
事业	万元	
机关	万元	
其他	万元	
4. 本期补缴（个人）	万元	
三、其他社会保险医疗卫生支出情况		
1. 工伤保险医疗及康复费用情况	万元	
门急诊费用合计	万元	
住院费用合计	万元	
工伤康复费用	万元	
2. 生育保险医疗待遇支出	万元	
四、城镇居民基本医疗保险		

续表

指标	单位	年份
1. 城镇居民医疗保险基金收入	万元	
2. 居民个人缴费（实缴）	万元	
3. 财政补助	万元	
中央财政实补助	万元	
省级财政实补助	万元	
4. 城镇居民基本医疗保险基金支出	万元	
五、补充医疗保险情况		
1. 公务员医疗补助（基金收入）	万元	
2. 职工大额医疗费用补助（基金收入）	万元	
3. 其他补充医疗保险基金收入	万元	
4. 职工大额医疗费用补助参保人数	人	
5. 其他补充医疗保险参保人数	人	
六、离退休人数及保险福利费情况		
1. 医疗卫生费	万元	
（1）城镇单位	万元	
国有单位	万元	
企业	万元	
集体单位	万元	
企业	万元	
其他单位	万元	
港、澳、台商投资企业	万元	
外商投资企业	万元	
（2）其他	万元	

三、北京市统计局

指标	单位	年份
1. 人口数（常住人口数）	万人	
2. 城镇人口数（常住人口数）	万人	
3. 乡村人口数（常住人口数）	万人	
4. 本地区生产总值	万元	
5. 本地区财政支出	万元	
6. 商业健康保险保费收入	万元	

续表

指标	单位	年份
财产保险中健康险保费	万元	
人寿（身）保险中健康险保费	万元	
7. 商业健康保险理赔支出	万元	
8. 乡镇企业职工人数	万人	
9. 全社会卫生固定资产投资	万元	
10. 全社会卫生新增固定资产	万元	
11. 城镇居民人均医疗保健支出	元	
其中：医疗器具	元	
保健用品	元	
医药费	元	
滋补药品	元	
医疗保健服务	元	
其他	元	
12. 农村居民人均医疗保健支出	元	
13. 机关单位人均劳动报酬	万元	
14. 事业单位人均劳动报酬	万元	
15. 企业单位人均劳动报酬	万元	
16. 医疗及医疗器械批发业商品销售总额	万元	
其中：批发额	万元	
17. 医疗及医疗器械零售业商品销售总额	万元	
其中：批发额	万元	

四、北京市卫生局

（一）公共卫生信息中心

项目	年份
卫统 1-1	
卫统 1-2	
卫统 1-3	
卫统 1-4	
卫统 1-5	
卫统 1-6	
卫统 1-7	
卫统 1-8	

（二）卫生会计核算服务中心

指标	单位	年份	数据来源
医疗机构本年基建投资到位资金	万元		卫财 11 表
财政性投资	万元		卫财 11 表
卫生机构本年基建投资到位资金	万元		卫财 16 表
财政性投资	万元		卫财 16 表
卫生机构预算外资金收入	万元		卫财 13 表
医学科研经费	万元		卫财 01 表

五、其他部门
（一）北京市民政局

指标	单位	年份
社会捐赠援助		
1. 慈善总会社会筹资用于医疗卫生	万元	
2. 城乡医疗救助社会筹资	万元	

（二）北京市红十字会

指标	单位	年份
一、红十字会卫生支出（政府投入）	万元	
1. 用于卫生救护	万元	
2. 用于造血干细胞库建设	万元	
3. 用于其他卫生事业	万元	
二、社会捐赠援助		
红十字会社会筹资用于医疗卫生（不包括政府投入）	万元	

机构法卫生费用核算指导手册（北京市/2012）

一、基 本 概 念

机构法卫生费用是指某地区在一定时期内（通常指 1 年），从全社会筹集到的卫生资金在各级各类医疗卫生机构分配的总额。它反映了卫生资金在不同部门、不同领域和不同层次机构之间的分配情况。

机构法卫生费用核算范围包括各级各类医疗卫生机构费用，如医院、基层医疗卫生机构、公共卫生机构、药品及其他医用品零售机构、卫生行政和医疗保险管理等机构的费用。机构分类见附表3。

机构法卫生费用核算的是卫生服务的最终产品价值。医疗卫生服务的中间产品价值，如药品生产企业、医疗器械生产企业的产品价值在最终产品的价值中已经体现，因此在核算时不再单独体现。

二、数据来源

机构法数据收集表及其来源请见附表4。

三、核算基本思路

机构法卫生费用 = Σ各类医疗卫生机构费用

如上式所示，机构法卫生费用是各类医疗卫生机构费用核算后的累加结果，因此在核算中，首先需要建立医疗卫生机构的分类指标体系，在此基础上分别对各类机构的费用进行核算。

我国医疗卫生机构由不同部门进行管理，不同部门所属的卫生机构财务隶属关系不一，可以简单分为卫生部门医疗卫生机构和非卫生部门医疗卫生机构（如国有企业、私立部门举办的医疗卫生机构）。机构法卫生费用核算，既要核算流向卫生部门医疗卫生机构的资金，又要核算流向非卫生部门医疗卫生机构的资金。

从费用数据可得性看，卫生部门医疗卫生机构的费用核算相对简单易行。目前我国卫生部门所属医院执行《医院会计准则》，所属城市社区和乡镇卫生院执行《基层医疗卫生机构会计准则》，所属卫生机构执行《事业单位会计准则》，卫计委通过卫生财务年报系统对机构收支等财务状况进行常规统计，各机构每年均需填报《卫生财务报表》，该报表数据相对稳定、准确。

除卫生部门医疗卫生机构以外，其他部门包括一些企事业单位以及民间资本也经营着一些医疗卫生机构，我们将其统称为非卫生部门医疗卫生机构。非卫生部门医疗卫生机构比较分散，有的没有建立稳定的财务数据收集系统，资料来源不规范，很难直接获得稳定、准确的财务数据。此类机构需要先对各机构的总收入填报值进行判断，将异常值剔除后，计算正常机构的人均值，并以此作为异常机构的人均值，以推算系统外机构的卫生总费用。

根据上述数据来源和可得性，机构法卫生费用核算一般经过三个步骤：

第一步，核算卫生部门医疗卫生机构费用；

第二步，核算非卫生部门医疗卫生机构费用；

第三步，汇总得到机构法费用。

公式可以表示为：

机构法卫生费用 = 卫生部门机构费用 + 非卫生部门卫生机构费用

一般来说，卫生部门卫生资源是社会卫生资源的主体。通过分步核算方法，卫生部门卫生机构费用直接取自财务年报，对非卫生部门医疗卫生机构费用在汇总统计年报的基础上，通过一定技术方法进行调整，最大限度地保证卫生总费用数据的准确性和可靠性。

四、核 算 过 程

（一）根据国际卫生费用核算体系和国内医疗卫生指标分类现状，建立机构法卫生费用核算分类指标体系

按照 OECD 卫生费用核算系统（system of health accounts，SHA）原则，并结合我国现有卫生服务提供体系，我国机构法卫生费用核算中，根据机构类别的不同分为以下六类：医院费用、基层医疗卫生机构费用、药品及其他医用品零售机构费用、公共卫生机构费用、卫生行政和医疗保险管理机构费用和其他卫生机构费用。

1. 医院费用　医院费用指流入某地区各级各类医院的卫生资金总额。

医院指已经登记注册，主要由医护人员从事诊断、治疗服务的卫生服务提供机构，包括各级综合医院、专科医院、中医院等，所提供的服务主要包括门诊服务、住院服务等。

核算机构法卫生费用时，把医院区分为城市医院（包括城市中医院，下同）、县医院（包括县级中医院，下同）和疗养院。

北京市将部属、军队属、市直属、城区六区县所属医院归为城市医院，郊区十区县所属医院归为县医院。

2. 基层医疗卫生机构费用　基层医疗卫生机构主要是指承担基本公共卫生服务和提供常见病、多发病的诊疗等基本医疗服务的社区卫生服务中心和乡镇卫生院。

核算机构法卫生费用时，基层医疗卫生机构包括社区卫生服务中心、社区卫生服务站、街道卫生院、乡镇卫生院、村卫生室、门诊部和诊所（医务室）。

街道卫生院费用的处理：由于街道卫生院在服务功能定位和服务对象上同社区卫生服务中心比较接近，机构法卫生费用核算中，将街道卫生院视作社区卫生服务中心处理。

乡镇卫生院费用的处理：由于北京市将乡镇卫生院纳入社区卫生服务中心管理，机构法卫生费用核算中，将乡镇卫生院归为社区卫生服务中心处理。

3. 药品及其他医用品零售机构费用　药品及其他医用品零售机构费用指流入某地区药品及其他医用品零售机构的卫生资金总额。

药品及其他医用品零售机构指主要面向个人或家庭消费，对公众提供药品和其他医用品零售服务的机构。

4. 公共卫生机构费用　公共卫生机构费用指流入某地区各级各类公共卫生机构的卫生资金总额。公共卫生机构指提供疾病控制、预防保健、监督监测、妇幼保健、药品检验、计划生育、采供血和其他提供公共卫生服务的专业机构。

公共卫生机构主要包括：专科防治机构，如结核病、职业病、口腔病、眼病、寄生虫病、血吸虫病、地方病、精神病、麻风病、性病等防治所、站；疾病控制中心（防疫站）；卫生监督所；卫生监督检验机构；妇幼保健机构，包括妇幼保健院、所、站；采供血机构；健康教育机构；食品和药品监督管理机构；计划生育机构；其他卫生事业机构，如急救中心（所、站）、临床检验中心、麻风村、精神病收容所、乡防保所、农村改水中心等。机构法卫生费用核算中对这些机构费用应分别进行核算。

5. 卫生行政和医疗保险管理机构费用　卫生行政和医疗保险管理机构费用指流入某地区卫生行政和医疗保险管理部门，用于开展卫生和医疗保险管理服务的卫生资金总额。

卫生行政管理机构指主要从事卫生部门管理工作以及全局性卫生政策工作的机构；医疗保险管理机构包括社会医疗保险管理机构和商业医疗保险管理机构，其中社会医疗保险管理机构主要指从事城镇职工基本医疗保险、城镇居民基本医疗保险和新型农村合作医疗管理工作的机构。

6. 其他卫生费用　其他卫生机构费用指上述项目未包括的卫生机构费用，主要包括各级各类卫生机构的固定资产投资、干部培训机构费用、医学科研机构费用和其他机构费用。

机构法卫生费用核算的机构分类详见附表3。

（二）根据建立的指标体系核算卫生部门所属机构费用

卫生部门所属机构费用，可从本地区卫生财务年报直接获得数据（附表3）。

注：由于2007年卫生财务年报改编后，医疗卫生机构的财政补助收入中包括了财政性基建投资，鉴于机构法卫生费用核算中固定资产投资已单独作为一部分核算，因此在计算各类机构费用时，应将基建资金中的财政性投资（该数据来自财务年报"基本建设情况表"中"本年基建投资到位资金"下的"财政性投资"）从总收入中予以扣除后再进行汇总或外推。

（三）调整非卫生部门所属机构收入的异常值

首先对非卫生部门所属各机构填报在卫生统计年报中的总收入值进行判断，按机构类别判断人均收入过大或过小值，然后将异常值剔除后，计算正常机构的人均值，并以此正常人均值作为异常机构的人均值，以推算非卫生部门所属机构的收入值。

（四）确定卫生统计年报汇总值的调整系数

考虑到卫生统计年报可能存在的低报的现象，使用同类机构填报两个年报的比例关系对卫生统计年报的收入数进行调整。

调整系数 = 卫生财务年报卫生部门所属机构总收入/卫生统计年报卫生部门所属机构总收入

（五）根据建立的指标体系核算非卫生部门所属机构费用

在调整了机构收入异常值的基础上，可从本地区卫生统计年报直接汇总调整后的收入值再乘以调整系数而得到非卫生部门所属机构费用。

卫生部门所属机构总收入 = ∑卫生部门所属 i 类正常机构人均收入 × 卫生部门所属 i 类机构职工总数 × 调整系数

（六）其他来源数据

1. 食品和药品监督检验机构费用　食品和药品监督管理机构费用为该类机构在食品药品监督管理方面的支出，包括食品药品检验、注册评审、认证、评价、安全、执法办案等支出；不包括行政运行、一般行政管理、机关服务和事业运行支出，该指标数据可直接取自来源法"政府卫生支出"测算中"食品和药品监督"。

2. 计划生育机构费用 计划生育机构费用来自政府支出功能分类科目中的"人口与计划生育事务支出"（政府支出功能分类科目：20112）。

3. 药品及其他医用品零售机构费用 药品及其他医用品零售机构费用指流入某地区药品及其他医用品零售机构的卫生资金总额，数据来自本地区统计年鉴中"按行业分批发和零售业商品购销存总额"中药品零售业的零售额和药品批发业的零售额之和。

4. 卫生行政和医疗保险管理机构费用 卫生行政和医疗保险管理机构费用 = 卫生行政管理机构费用 + 食品与药品监督机构行政管理费用 + 城镇基本医疗保险管理费 + 新型农村合作医疗管理机构费用 + 商业健康险管理费用

其中：

卫生行政管理机构费用来自卫生财务年报"行政单位"扣除基本建设财政性投资后的本年收入。

食品与药品监督机构行政管理费用主要包括行政运行、一般行政管理、机关服务和事业运行支出，数据取自来源法"政府卫生支出"测算中"食品与药品监督的行政管理事务"。

注：如果新农合由卫生部门负责管理，则"新型农村合作医疗管理机构费用"不再单独核算，因为卫生财务年报中的"行政单位"费用已涵盖了该部分费用；如果新农合由非卫生部门管理（如社保部门或商保机构等），则请到相应管理机构进行调查并核算其用于新农合管理的费用。

城镇基本医疗保险管理费取自来源法卫生费用核算中"政府卫生支出"中的"医疗保险管理事务"一项。

商业健康险管理费用可通过商业保险公司调查或访谈，了解其用于健康险管理方面的费用。

5. 社会卫生固定资产投资 反映卫生部门、中医部门所属医疗卫生机构的基本建设投资，以及工业及其他部门、私营医疗卫生机构的基本建设投资。主要包括财政对各级各类医疗卫生机构固定资产投资以及通过社会各界、各部门及个人无偿赞助，国内外捐赠款、贷款等形式筹集的资金。

该数据来自当年本地区统计年鉴"按行业分城镇固定资产投资"表中"卫生、社会保障和社会福利业"下"卫生"的固定资产投资额。

6. 军部卫生机构费用 军部卫生机构指总后及武警总队举办的医疗卫生机构，北京市机构法卫生总费用仅核算驻京机构的费用。该部分数据取自来源法卫生费用核算结果以及北京市卫生局的常规统计数据。

7. 其他部门费用 其他部门费用指红十字会、民政、残联等部门用于医疗卫生服务相关的费用，但不包括上述机构直接或间接支付给医疗卫生机构的费用。该部分数据可直接取自来源法卫生费用核算结果。

五、测算结果

机构法卫生费用核算结果按附表 1 和附表 2 进行汇总。

附表1 机构法卫生费用核算结果表

单位：亿元

项目	年份
机构法卫生总费用	
一、医院费用	
1. 城市医院	
2. 县医院	
3. 社区卫生服务中心	
4. 乡镇卫生院	
5. 疗养院	
二、门诊机构费用	
1. 门诊部	
2. 诊所、卫生所、医务室、护理站	
3. 社区卫生服务站	
4. 村卫生室	
三、药品及其他医用品零售机构费用	
四、公共卫生机构费用	
1. 疾病控制机构	
2. 卫生监督机构	
3. 妇幼保健机构	
4. 食品与药品监督机构	
5. 计划生育机构	
6. 采供血机构	
7. 其他公共卫生机构	
五、卫生行政和医疗保险管理机构费用	
六、其他卫生机构费用	

附表2 机构法卫生费用核算结果表

单位：亿元

项目	年份
机构法卫生总费用	
一、医院费用	
1. 城市医院（包括城市中医院）	
2. 县医院（包括县中医院）	
3. 疗养院	
二、基层医疗卫生机构费用	
1. 社区卫生服务中心（含街道卫生院）	
2. 乡镇卫生院	
3. 门诊部	
4. 诊所、卫生所、医务室、护理站	
5. 社区卫生服务站	
6. 村卫生室	
三、药品及其他医用品零售机构费用	
四、公共卫生机构费用	
1. 疾病控制机构	
2. 卫生监督机构	
3. 妇幼保健机构	
4. 食品和药品监督检验机构	
5. 计划生育机构	
6. 采供血机构	
7. 其他公共卫生机构	
五、卫生行政和医疗保险管理机构费用	
六、其他卫生机构费用	

注：本表按当年价格核算

附表3　机构法卫生总费用核算机构分类表

一、医院	2.3　医务室
1. 城市医院（部属、市直属、城八区）	2.4　护理站
1.1　综合医院	3. 社区卫生服务站（北京不单独统计）
军队属	4. 村卫生室
部属（管）	5. 中小学卫生保健所
市直属（管）	三、药品及其他医用品零售机构
城八区	四、公共卫生机构
1.2　中医医院	1. 疾病控制机构
国家局属（管）	1.1　专科疾病防治院（所、站）
市直属（管）	1.2　疾病预防控制中心（防疫站）
城八区	1.3　健康教育机构所（站、中心）
1.3　中西医结合医院	2. 卫生监督机构
1.4　民族医院	2.1　卫生监督所/局、中心
1.5　专科医院（不含中医专科）	2.2　卫生监督检验（监测/检测）机构
部属（管）	3. 妇幼保健机构
市直属（管）	4. 食品与药品监督机构
城八区	5. 计划生育机构
1.6　护理院	6. 采供血机构
2. 县医院（十区县）	7. 其他公共卫生机构
2.1　综合医院	7.1　急救中心（站）
2.2　中医医院	7.2　临床检验中心
2.3　中西医结合医院	7.3　其他
2.4　民族医院	五、卫生行政和医疗保险管理机构
2.5　专科医院（不含中医专科）	1. 卫生行政（20家）
2.6　护理院	2. 医疗保险管理机构
3. 社区卫生服务中心（含独立站及街道卫生院）	六、其他
城八区	1. 医学科学研究机构
十区县	2. 医学教育机构
4. 乡镇卫生院（归入社区卫生服务中心）	3. 社会固定资产投资
5. 疗养院	4. 其他部门（只含以下一类）
二、门诊机构	红十字会卫生支出
1. 门诊部	用于卫生救护
2. 诊所、卫生所、医务室、护理站	用于造血干细胞库建设
2.1　诊所	用于其他卫生事业
2.2　卫生所（室）	

附表4 机构法卫生总费用核算数据来源表

机构分类	卫生部门办机构数据来源	非卫生部门办机构数据来源	其他机构数据来源
一、医院费用			
1. 城市医院（部属、市直属、城八区）			
1.1　综合医院			
军队属			北京市公共卫生信息中心总控报表
部属（管）			
市直属（管）			
城八区		统计年报个案库数据	
1.2　中医医院			
国家局属（管）			
市直属（管）			
城八区		统计年报个案库数据	
1.3　中西医结合医院			
1.4　民族医院			
1.5　专科医院（不含中医专科）	卫生财务年报个案库数据		
部属（管）			
市直属（管）			
城八区			
1.6　护理院			
2. 县医院（十区县）			
2.1　综合医院			
2.2　中医医院		统计年报个案库数据	
2.3　中西医结合医院			
2.4　民族医院			
2.5　专科医院（不含中医专科）			
2.6　护理院			
3. 社区卫生服务中心			

续表

机构分类	卫生部门办机构数据来源	非卫生部门办机构数据来源	其他机构数据来源
城八区	卫生财务年报个案库数据	统计年报个案库数据	
十区县			
4. 乡镇卫生院			
5. 疗养院			
二、门诊机构费用			
1. 门诊部			
2. 诊所、卫生所、医务室、护理站			
2.1　诊所			
2.2　卫生所（室）			
2.3　医务室			
2.4　护理站			
3. 社区卫生服务站（北京不单独统计）			
4. 村卫生室			
5. 中小学卫生保健所			
三、药品及其他医用品零售机构费用			本地区统计年鉴："按行业分批发和零售业商品购销存总额"统计中药品零售业的零售额
四、公共卫生机构费用			
1. 疾病控制机构	卫生财务年报个案库数据	统计年报个案库数据	
1.1　专科疾病防治院（所、站）			
1.2　疾病预防控制中心（防疫站）			
1.3　健康教育机构所（站、中心）			
2. 卫生监督机构			
2.1　卫生监督所/局、中心			
2.2　卫生监督检验（监测/检测）机构			
3. 妇幼保健机构			
4. 食品与药品监督机构			来源法核算结果，"政府卫生支出"-"医疗卫生服务支出"-"食品和药品监督"

续表

机构分类	卫生部门办机构数据来源	非卫生部门办机构数据来源	其他机构数据来源
5. 计划生育机构			财政部门：政府支出功能分类科目中的"人口与计划生育事务支出"（政府支出功能分类科目：20112）
6. 采供血机构	卫生财务年报个案库数据	统计年报统计年报个案库数据	
7. 其他公共卫生机构			
7.1 急救中心（站）			
7.2 临床检验中心			
7.3 其他			
五、卫生行政和医疗保险管理机构费用			
1. 卫生行政（20家）	卫生财务年报个案库数据		
2. 医疗保险管理机构			城镇基本医疗保险管理费：取自来源法卫生费用核算结果中"政府卫生支出"的"医疗保险管理事务"
六、其他卫生费用			
1. 医学科学研究机构费用	卫生财务年报个案库数据	统计年报个案库数据	
2. 医学教育机构费用			
3. 社会固定资产投资			来自本地区统计年鉴"按行业分城镇固定资产投资"表中"卫生、社会保障和社会福利事业"下"卫生"的固定资产投资额

机构分类	卫生部门办机构数据来源	非卫生部门办机构数据来源	其他机构数据来源
4. 其他部门费用（只含以下一类）			
红十字会卫生支出			本地区红十字机构调查数据
用于卫生救护			
用于造血干细胞库建设			
用于其他卫生事业			

注：表中数据来源处分为三类，即"卫生部办机构数据来源"、"非卫生部门办机构数据来源"、"其他机构数据来源"，每类对应列中空白表格不涉及该类机构个案库数

卫生总费用主要指标解释

1. 国内（地区）生产总值（GDP）

指一个国家（或地区）所有常住单位在一定时期内生产活动的最终成果。国内生产总值有三种表现形态，即价值形态、收入形态和产品形态。从价值形态看，它是所有常住单位在一定时期内生产的全部货物和服务价值超过同期的中间投入的全部非固定资产货物和服务价值的差额，即所有常住单位的增加值之和；从收入形态看，它是所有常住单位在一定时期内创造并分配给常住单位和非常住单位的初次收入分配之和；从产品形态看，它是所有常住单位在一定时期内最终使用的货物和服务价值，与货物和服务净出口价值之和。在实际核算中，国内生产总值有三种计算方法，即生产法（总产出减中间投入）、收入法（由劳动者报酬、生产税净额、固定资产折旧、营业盈余组成）和支出法（由最终消费、资本形成总额、货物和服务净出口组成）。三种方法分别从不同的方面反映国内生产总值及其构成。

2. 国内（地区）生产总值名义值（国内（地区）生产总值当年价格）

国内生产总值数值的大小取决于两个因素：一是社会生产的实物产品与服务产品的数量；二是实物产品与服务产品的价格水平。国内生产总值名义值是指报告期内社会生产的实物产品与服务产品的实际市场价格总额，反映当年国民经济发展水平，但因其变化同时受实物数量增减和价格升降因素的影响，在比较不同时期国内生产总值发展速度和增长速度时，如果各个时期的国内生产总值都是采用名义值计算，即相对于基期国内生产总值来讲，以后各年国内生产总值数值中均包含了价格变动因素，因此，不同时期的国内生产总值名义值缺乏可比性。

3. 国内（地区）生产总值实际值（国内（地区）生产总值可比价格）

如果扣除价格变动因素，各个时期的国内生产总值均采用基期的价格水平，或者采用一个特定时期的价格水平作为不变价来计算，这时的国内生产总值数值变化中就不包括价格变动因素，只反映产品数量变化程度，这种国内生产总值被称为"国内生产总值实际值"。

4. 国内生产总值平减指数

国内生产总值平减指数又称国内生产总值价格指数，它是指国内生产总值名义值与实

际值两者之间的比值。它反映不同时期国内生产总值价格水平的变动趋势和变动幅度。可以利用国内生产总值平减指数把国内生产总值名义值调整为国内生产总值实际值，也可以利用它把国内生产总值实际值还原为国内生产总值名义值。

5. 卫生总费用

卫生总费用是以货币形式作为综合计量手段，全面反映一个国家或地区在一定时期内（通常指 1 年）全社会在医疗卫生服务上所消耗的资金总额。卫生费用核算结果及其基础数据，不仅为政府调整和制定卫生经济政策提供宏观经济信息，同时也是评价社会对人类健康重视程度，分析卫生保健体制公平与效率的重要依据。

6. 人均卫生总费用

人均卫生总费用是用卫生总费用的总额除以该地区当年常住人口数得到的。人均卫生总费用是在排除地区人口规模差异后评价地区卫生费用资金情况，是评价卫生费用合理程度的重要指标。

7. 卫生总费用名义值（卫生总费用当年价格）

卫生总费用名义值是用报告期当年实际价格水平反映医疗卫生服务总支出。相对于基期卫生总费用来讲，各年卫生总费用名义值中均包含了价格变动因素，因此，在比较不同时期卫生总费用的发展速度和增长速度时，卫生总费用名义值不具有可比性。

8. 卫生总费用实际值（卫生总费用可比价格）

卫生总费用实际值是指消除价格影响因素后，各个时期的卫生总费用均采用基期的不变价格水平，或者一个特定时期的可比价格水平来计算，这时卫生总费用的测算结果称为卫生总费用实际值。目前，卫生总费用实际值采用国内生产总值平减指数进行调整。如果能够测算卫生服务可比价格指数，卫生总费用实际值最好采用卫生服务可比价格指数进行调整。

9. 卫生消费弹性系数

卫生消费弹性系数是指卫生总费用增长速度与国内生产总值增长速度之间的比例关系，是世界各国用来衡量卫生发展与国民经济增长是否协调的重要评价指标。

卫生消费弹性系数大于 1，说明卫生总费用增长速度快于国民经济增长；卫生消费弹性系数小于 1，说明卫生总费用增长速度慢于国民经济增长；卫生消费弹性系数等于 1，说明卫生总费用与国民经济增长速度保持一致。一般情况下，卫生消费弹性系数略大于 1，才能保持卫生事业稳步发展。

10. 卫生总费用相对于国内（地区）生产总值（GDP）比重

卫生总费用相对于国内生产总值比重是世界各国通用的衡量卫生发展与国民经济增长是否相适应的重要评价指标。它反映一定时期、一定经济条件下，社会对卫生事业的资金投入力度，以及国家对卫生工作的支持程度和全社会对居民卫生保健的重视程度。

11. 卫生总费用（来源法）

卫生总费用（来源法）指一个国家或地区在一定时期内，为开展卫生服务活动从全社会筹集的卫生资源的货币总额。它反映一定经济发展条件下，政府、社会和居民个人对卫生保健的重视程度和费用负担水平，以及卫生筹资模式的主要特征和卫生筹资的公平合理性。

12. 财政支出

国家财政将筹集起来的资金进行分配使用，以满足经济建设和各项事业的发展需要，主要包括一般公共服务、外交支出、国防支出、公共安全支出、教育支出、科学技术支出、文化体育和传媒支出、社会保障和就业支出、医疗卫生支出、环境保护支出、城乡社区事务支出、农林水事务支出、交通运输支出、工业商业金融等事务支出。

13. 政府卫生支出

政府卫生支出是指各级政府用于医疗卫生服务、医疗保障补助、卫生和医疗保险行政管理事务、人口与计划生育事务支出等各项事业的经费。

14. 政府医疗卫生服务支出

政府医疗卫生服务支出是指政府财政用于补助各类医疗卫生机构提供相关卫生服务的经费，主要包括对医疗服务、社区卫生服务、疾病预防控制、卫生监督、妇幼保健、农村卫生、中医药、食品和药品监督及其他医疗卫生服务的支出。

15. 政府医疗保障支出

政府医疗保障支出是指政府用于各类医疗保障项目，如行政事业单位医疗、公务员医疗补助、优抚对象医疗补助、城乡医疗救助、新型农村合作医疗、城镇居民基本医疗保险等的支出，以及对基本医疗保险基金补助、残疾人康复的支出。

16. 卫生和医疗保险行政管理事务支出

卫生和医疗保险行政管理事务支出主要包括医疗卫生管理事务支出和医疗保险管理事务支出。医疗卫生管理事务支出是指卫生、中医、食品药品监督管理部门的行政运行、一般行政管理和机关服务支出等；医疗保险管理事务支出是指各种社会医疗保险在经办中由政府负担的管理费用，包括城镇职工基本医疗保险、城镇居民基本医疗保险和新型农村合作医疗制度。

17. 人口与计划生育事务支出

人口与计划生育事务支出是指政府用于生殖健康促进工程、计划生育免费基本技术服务、计划生育避孕药具、计划生育宣传教育等方面的支出。

18. 社会卫生支出

社会卫生支出指政府支出外的社会各界对卫生事业的资金投入，包括社会医疗保障支出、商业健康保险费、社会办医支出、社会捐赠援助、行政事业性收费收入等。

19. 社会医疗保障支出

社会医疗保障支出是指各类社会医疗保障项目当年筹集的资金，但不包括政府对其投入。社会医疗保障支出包括城镇职工基本医疗保险基金、城镇居民基本医疗保险基金、新型农村合作医疗经费、补充医疗保险基金、企业职工医疗卫生费、其他社会保险医疗补助及其他社会医疗保险费用。

20. 城镇职工基本医疗保险基金收入

城镇职工基本医疗保险基金收入指根据国家有关规定，由纳入职工基本医疗保险范围的单位和个人，按国家规定的缴费基数和缴费比例缴纳的基金，以及通过其他方式取得的形成基金来源的款项，包括单位缴纳的社会统筹基金收入、个人缴纳的个人账户基金收入、财政补贴收入、利息收入、其他收入。

21. 新型农村合作医疗基金收入

新型农村合作医疗基金收入指根据国家或地方政府有关规定，由各级政府补助和参加新型农村合作医疗的家庭共同缴纳的基金，以及新农合的利息收入和其他收入。

22. 商业健康保险费

商业健康保险费指城乡居民家庭成员自愿购买各种形式的商业健康保险，当年所缴纳的保费总额。

23. 社会办医支出

社会办医支出反映除政府外的社会各界对各级各类医疗卫生机构的直接投入，包括企业办医支出、社会卫生固定资产投资、乡村集体经济对村卫生室的投入。

24. 社会捐赠援助

社会捐赠援助是指非营利性机构筹集或医疗卫生机构直接接受的，用于医疗卫生事业或救助家庭医疗费用的资金，主要来自国内外社会各界的捐赠，但不包括用于基本建设的资金。主要包括红十字会、民政部门和慈善总会、残联等筹集的社会资金。

25. 行政事业性收费收入

行政事业性收费收入反映卫生行政事业单位收取的各项行政事业性收费，主要来自企业等单位所交纳的各项费用，应剔除已经实施收支脱钩和归并预算管理的行政事业性收费。

26. 个人现金卫生支出

个人现金卫生支出指城乡居民在接受各类医疗卫生服务时的现金支付，包括享受多种医疗保险制度的居民就医时自付的费用。个人现金卫生支出可以分为城镇居民个人现金卫生支出和农村居民个人现金卫生支出，反映城乡居民医疗卫生费用的负担程度。

27. 社会医疗保障经费

社会医疗保障经费指在各种形式的社会医疗保障制度中，由政府、社会和个人负担的费用总额。社会医疗保障经费包括行政事业单位医疗经费、城镇职工基本医疗保险费、城镇居民基本医疗保险经费、新型农村合作医疗经费、企业职工医疗卫生费等。

28. 广义政府卫生支出

广义政府卫生支出也称为一般政府卫生支出，是目前卫生总费用国际分类指标，反映政府组织和机构作为筹资主体在卫生筹资中所发挥的作用，主要包括狭义政府卫生支出和社会保障卫生支出。

29. 私人卫生支出

私人卫生支出指来自私人保险、个人现金卫生支出、为家庭提供服务的非营利机构（社会保险除外）和私立非（半）国营单位（社会保险除外）的医疗卫生支出。具体到我国，包括商业健康保险费、个人现金卫生支出、企业办医支出、私人开业医初始投资等其他卫生支出。

30. 社会保障卫生支出

社会保障卫生支出是指由政府举办和控制的社会保险项目所筹集的资金，不仅包括政府财政社会保障投入，还包括社会医疗保险实施中单位和居民的缴费及其他收入。具体到我国，社会保障卫生支出包括行政事业单位医疗经费、企业职工医疗卫生费、城镇职工和城镇居民基本医疗保险费、新型农村合作医疗经费及其他社会保险医疗卫生费。

31. 狭义政府卫生支出

狭义政府卫生支出是指中央政府、省级政府以及其他地方政府对卫生的支出，也称"税收为基础的卫生支出"，具体到我国，包括医疗服务、社区卫生服务、疾病预防控制、卫生监督、妇幼保健、农村卫生、中医药、食品和药品监督、卫生行政与医疗保险管理费等。狭义政府卫生支出不包括对其他筹资部门的转移支付，如对各类医疗保险项目的补助。

32. 城镇居民人均医疗保健支出

城镇居民人均医疗保健支出是指被调查的城镇居民的人均全年消费性支出中，用于医疗保健的实际支出。

33. 城镇居民人均滋补保健品支出

城镇居民人均滋补保健品支出是指购买在市场上销售的具有滋补保健作用的保健食品的费用，包括人参、鹿茸、蜂王浆、阿胶、青春宝、西洋参、各种营养口服液、燕窝、胎盘等。在城调队的调查中，该部分费用包括在城镇居民人均医疗保健支出中，但在我国卫生费用核算中，未纳入核算范围。

34. 农村居民人均医疗保健支出

农村居民人均医疗保健支出是指被调查的农村居民人均全年生活消费支出中，用于医疗保健的实际支出。

35. 城镇居民人均可支配收入

城镇居民人均可支配收入是指被调查的城镇居民家庭在支付个人所得税、财产税及其他经常性转移支出后所余下的人均实际收入。

36. 农村居民人均纯收入

农村居民人均纯收入是指农村常住居民家庭总收入中，扣除从事生产和非生产经营费用支出、缴纳税款和上缴承包任务所支付的费用金额后，可直接用于进行投资、生活消费和积蓄的那部分人均收入。

37. 城镇居民家庭消费性支出

城镇居民家庭消费性支出是指被调查的城镇居民家庭用于日常生活的全部支出，包括购买商品支出和文化生活、服务等非商品性支出；不包括罚没、丢失款和缴纳的各种税款，也不包括个体劳动者生产经营过程中发生的各项费用。

38. 农村居民家庭生活消费支出

农村居民家庭生活消费支出是指农村常住居民家庭用于日常生活的全部开支，是反映和研究农民家庭实际生活消费水平高低的重要指标。

39. OECD 国家

经济合作与发展组织（Organization of Economic Cooperation and Development，OECD），简称经合组织，包括澳大利亚、奥地利、比利时、加拿大、捷克共和国、丹麦、芬兰、法国、德国、希腊、匈牙利、冰岛、爱尔兰、意大利、日本、韩国、卢森堡、墨西哥、荷兰、新西兰、挪威、波兰、葡萄牙、斯洛伐克共和国、西班牙、瑞典、瑞士、土耳其、英国、美国等国家。OECD 为各国政府提供了一个场所，使它们可以交流政策经验，寻求共有问题的答案，确认良好运作，并协调国内国际政策。在这个场所里，平行施压往往可以有力地促进政策优化，推动"软性法律"，即非约束性合约的实施，并间或促成正式合约或协议。

40. 购买力平价

货币购买力是指一定单位的货币所能购买的商品和服务的数量。购买力平价就是两种（或多种）货币对于一定数量的商品和服务的购买力之比，亦即两种货币在购买相同数量和质量商品时的价格之比。购买力平价是不同国家、不同货币的价格之比，是一种比价指数，实质上是一种计算真实的汇率。

41. 卫生总费用（机构法）

卫生总费用（机构法）是指一个国家或地区在一定时期内，从全社会筹集到的卫生资金在各级各类卫生机构分配的费用总额，它反映卫生资金在不同地区、不同领域和不同层次的配置状况。

42. 医院费用

医院费用是指流入到某地区各级各类医院的卫生费用总额。医院费用主要包括城市医院、县医院、城市中医院、县中医院、社区卫生服务中心、卫生院、疗养院费用。

43. 门诊机构费用

门诊机构费用指流入到某地区各级各类门诊机构的卫生费用总额。门诊机构主要提供门急诊病人的诊断治疗服务和社区家庭卫生保健服务，这类机构一般不提供住院服务。门诊机构主要包括门诊部、诊所、卫生所、医务室、社区卫生服务站、村卫生室等。

44. 公共卫生机构费用

公共卫生机构费用指流入到某地区各级各类公共卫生机构的卫生费用总额。公共卫生机构包括群体及个人公共卫生项目的管理和提供机构，公共卫生机构费用主要包括专科防治机构，如结核病、职业病、口腔病、眼病、寄生虫病、血吸虫病、地方病、精神病、麻风病、性病等防治所、站；疾病控制中心（防疫站）；卫生监督所；卫生监督检验机构；妇幼保健机构，包括妇幼保健院、所、站；采供血机构；急救中心；健康教育所站；食品和药品监督管理机构；计划生育机构；其他卫生事业机构，如临床检验中心、麻风村、精神病收容所、乡防保所、农村改水中心等，各项活动费用。

45. 药品零售机构费用

药品零售机构费用是指某地区零售药店对个人或家庭提供的医用药品和其他医用商品的费用总额。

46. 卫生行政和医疗保险管理机构费用

卫生行政和医疗保险管理机构费用指流入某地区卫生行政和医疗保险管理机构的资金总额。卫生行政管理机构指主要从事卫生部门管理工作，以及全局性卫生政策工作的机构；医疗保险管理机构主要指从事城镇职工基本医疗保险、城镇居民基本医疗保险和新型农村合作医疗管理工作的机构。

47. 药品费用

药品费用是指全社会在一定时期内，用于治疗和预防人类疾病的药品费用总额，包括全社会卫生机构的医疗药品总收入和社会零售药品总额。

48. 零售药品费用

零售药品费用是指城乡居民从零售药店和医疗器械零售网点购买的医疗药品总额。

北京市卫生总费用主要评价指标来源说明

1. 个人现金卫生支出占总费用的 15% ~ 20%

2010 年世界卫生组织《卫生系统筹资——实现全民覆盖的道路》：只有当患者直接支付费用降低到卫生总费用的 15% ~ 20%，经济困难和贫穷发生的机会才能降低到可以忽略的水平。

2. 广义政府卫生支出占 GDP 的 5%

2010 年世界卫生组织《卫生系统筹资——实现全民覆盖的道路》：只有当政府为没有能力缴费的人承担卫生费用时，才能实现全面覆盖，除了个别情况外，对于那些卫生费用中来自政府一般收入及强制性保险部分（广义政府卫生支出）不到国内生产总值（GDP）5% ~ 6% 的国家来说，不太可能实现全民覆盖。《亚太地区卫生筹资战略（2010—2015）》：卫生的公共筹资占国内生产总值（GDP）5% 的国家通常可以实现全民覆盖。

3. 卫生总费用占 GDP 的 5%

2005 年世界卫生组织《西太平洋地区和东南亚地区国家的卫生筹资策略（2006—2010）》：2010 年中低收入国家卫生总支出达到国内生产总值的 5% ~ 7%。

4. 个人现金卫生支出占总费用的 30%

2005 年世界卫生组织《西太平洋地区和东南亚地区国家的卫生筹资策略（2006—2010）》：2010 年中低收入国家个人支付比例要降到 30% 以下。

致　谢

北京市卫生总费用核算研究是一项多部门参与合作的工作，核算工作建立了以首都医药卫生协调委员会牵头的市级协调机制，课题组在多年的核算工作中，得到了各部门的通力支持，在此一并表示感谢。

感谢国家卫生计生委卫生发展研究中心专家和同仁的无私帮助和技术指导。

感谢北京市财政局、北京市统计局、北京市人力资源和社会保障局、北京市药监局、北京市医院管理局、北京市民政局、北京市红十字会、北京市残联、总后卫生部和武警部队等相关部门的领导和同仁的大力配合。

感谢北京市卫生和计划生育委员会财务处、卫生会计核算服务中心、公共卫生信息中心、新农合服务管理中心等部门的领导和同仁付出的心血。

在未来的工作中，希望能得到各部门一如既往的支持和帮助，保证卫生总费用核算工作的持续开展。

《北京市卫生总费用核算研究》课题组

北京市卫生总费用核算结果相关报道

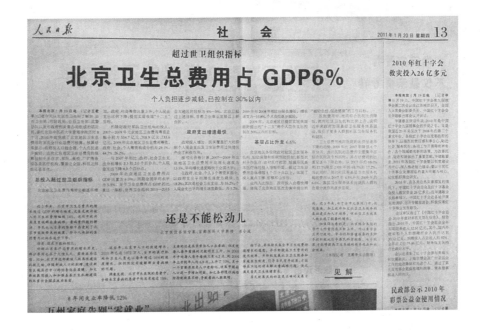

外来人员在京年医疗费用近340亿元 占北京总费用3成

2012年05月23日 18:20
来源：中国新闻网

6人参与 3条评论▣ 打印▣ 转发✉ 字号:T|T

中新网北京5月23日电(记者陈建)北京是中国首屈一指的医学中心。2010年，流向首都的各级各类医院、商业药店的费用接近1153亿元。其中，7成由常住北京的近2000万居民贡献；另外3成、约340亿元的医疗卫生保健支出，源于外来人员。

北京市卫生局今天举行新闻通气会，介绍新近核算出的2010年全市卫生总费用情况。中新社记者从通气会上了解到上述情况。

卫生总费用是反映一个国家或地区在一定时期内，全社会用于卫生服务所消耗的资金总额。具体到北京，今天公布的数据涵盖了中央、地方、军队、武警等各级各类医院，以及商业药店、社会医疗保障、商业健康保险、社会捐助等各个方面。正是由于统计数据跨行业、跨部门，因而有一定滞后性。

北京人均卫生总费用全国最高

2012年05月24日02:25 | 我来说两句(0人参与)

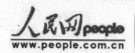

工人日报

本报北京5月23日电（记者姬薇）北京市卫生局今天公布2010年卫生总费用核算研究报告，北京人均个人现金卫生支出为1033.67元，比2009年下降10.35%，人均卫生总费用4147.20元，处于全国最高水平。

2010年，北京市卫生总费用筹资总额813.64亿元，占全市地区生产总值的比重为5.76%，处于全国较高水平；个人现金卫生支出构成降低2.95个百分点。核算结果显示，北京个人现金卫生支出绝对和相对水平降低，社会卫生支出以医疗保障为主，政府支出水平较高，公共筹资成为卫生总费用的主要渠道。

北京市卫生局副局长钟东波表示，北京市卫生总费用结构、流向持续趋好，医改减轻居民医药费用的政策目标得到了进一步实现。但也凸显出卫生资源配置的压力，最重要的原因是北京市外来人员就医、购药非常普遍。

据了解，卫生总费用是反映一个国家或地区在一定时期内，全社会用于卫生服务所消耗的资金总额，对掌握地区卫生资源配置和利用情况、制定医改政策、监测与评价医改工作成效具有重要的基础意义。

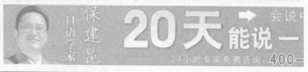

人民网 >> 健康卫生频道

人均卫生总费用北京居全国最高 个人支出占比下降

2012年05月24日07:53 来源：人民网-人民日报 手机看新闻

本报北京5月23日电 （王君平、王彤）北京市卫生总费用核算研究结果新闻通报会今日在京举行。

卫生局副局长钟东波介绍，2010年，北京市卫生总费用筹资总额813.64亿元，占全市地区生产总值的比重为5.76%，处于全国较高水平；人均卫生总费用4147.20元，处于全国最高水平。

北京市"十二五"市级一般专项规划

北京市"十二五"时期
卫生发展改革规划

北京市卫生局

北京市发展和改革委员会

二〇一一年十月

表 1 "十二五"时期卫生事业发展主要指标

预期	序号	指标	目标	属性
卫生资源配置	16	政府卫生投入增长幅度	高于经常性财政支出的增长幅度	约束性
	17	政府卫生投入占经常性财政支出的比重	逐步提高	约束性
	18	政府卫生投入占卫生总费用的比例	>30%	约束性
	19	常住人口人均基本公共卫生服务经费	>100 元	约束性
	20	每年常住人口编制床位数	5 张	约束性
	21	每年常住人口执业（助理）医师数	4 人	预期性
	22	编制病床使用率	>85%	约束性
医疗保障	23	城镇职工基本医疗保险参保率	>98%	约束性
	24	城镇居民基本医疗保险参保率	>95%	约束性
	25	新型农村合作医疗参保率	>98%	约束性
	26	个人现金卫生支出占卫生总费用的比例	<25%	预期性